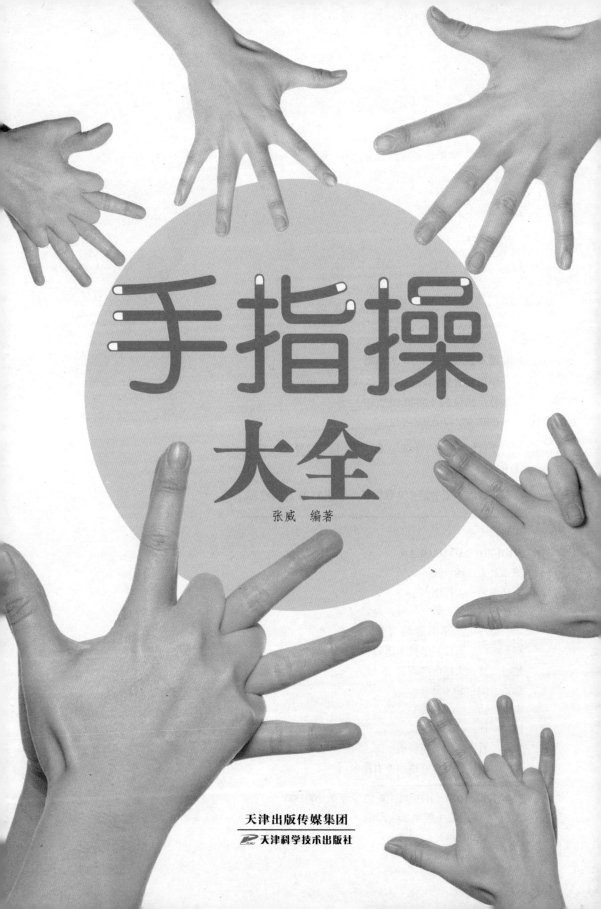

手指操大全

大全

张威 编著

天津出版传媒集团

天津科学技术出版社

图书在版编目（CIP）数据

手指操大全 / 张威编著 . -- 天津 : 天津科学技术
出版社，2014.12（2020.10 重印）

ISBN 978-7-5308-9421-7

Ⅰ . ①手… Ⅱ . ①张… Ⅲ . ①手指－健身运动 Ⅳ .
① R161.1

中国版本图书馆 CIP 数据核字 (2015) 第 217417 号

手指操大全

SHOUZHI CAO DAQUAN

策 划 人：杨 譞

责任编辑：孟祥刚

责任印制：兰 毅

出　　　版： 天津出版传媒集团
天津科学技术出版社

地　　　址： 天津市西康路 35 号

邮　　　编：300051

电　　　话：（022）23332490

网　　　址：www.tjkjcbs.com.cn

发　　　行：新华书店经销

印　　　刷：三河市兴博印务有限公司

开本 720×1020　1/16　印张 13　字数 200 000

2020 年 10 月第 1 版第 2 次印刷

定价：45.00 元

前言

我们每天都在使用手指，可是有多少人知道，手指不只是我们日常生活的最大帮手，还与我们的健康有着非常密切的关系。常听人们用"心灵手巧"来形容一个人既聪明又能干。其实，这个成语还有另外一层含义——"手巧"者"心灵"，也就是说，手指灵活的人更聪明。按照中医理论，手指和人体经络是相通的，从大拇指到小拇指，依次与人体的脾肺、肠胃、心包、三焦和肾脏相对应，手指上还集中了许多重要穴位。早在两千多年前，我国医学论著《黄帝内经》就对经络的作用有精辟的论述："行气血，营阴阳，决生死，处百病。"经络系统是否疏通关键在于"井、荥、输、经、合"五腧穴，这五个腧穴都在人体的肘、膝以下，其中很大一部分穴位位于手指，所以，活动手指能够很好地刺激这些穴位，从而促进全身气血的运行。现代解剖学研究也表明，支配手部的神经元在大脑神经元的区域中占据的位置很广泛。活动手指可以很好地锻炼大脑，尤其是利用手指操来开发大脑资源，更是成为当今的时尚。全方位活动手指，不但能够疏通经络养生健体，还可有效地开发大脑潜能。

我们的手上布满了与人体器官紧密相连的经络穴位，精巧的手指运动既能消除疲劳、减轻精神负担、缓解紧张情绪，提高大脑效力，又能刺激相应反射区，有效防治疾病。对于经常久坐在电脑前的白领，在手指僵硬、腕关节酸疼、头昏脑涨的时候，活动一下手指，做做手指操，不仅能锻炼手部肌肉，缓解手部、腕部疲劳，防止手指关节变形，而且可以很好地放松大脑，强化学习能力，增强记忆力。经常坚持手指运动，不仅对心脑血管有益，还能够有效预防老年痴呆、便秘等多种疾病。从3岁幼童到耄耋老人，都可以练习手指操。

简简单单的手指操，既能防治疾病，又能益智健脑。本书精选近百套养生益智手指操，包括"健脑益智手指操""祛病养生手指操""日常工作手指操""改善记忆手指操""幼儿启智手指操"，不仅详细介绍了手指操的动作要领、功效，还对每套手指操的关键动作配有清晰的真人手部照片，以方便读者进行练习。在附录部分还为读者提供了详细的手部反射区图、常用手部穴位图及穴位对应养生功效，以供参考。练习手指操无须器械，无须空间，简简单单，非常方便，随时随地都可以练习。孩子练，可以刺激脑部发育，开发大脑潜能；老人练，可以益寿延年，减缓大脑老化，预防失智痴呆；女性练，可以舒缓情绪，纤指养颜；男性练，可以缓解压力，保健身体。利用工作或生活中的零碎空档，每天花一点点时间，活动一下手指，就能远离疾病，保健身心！

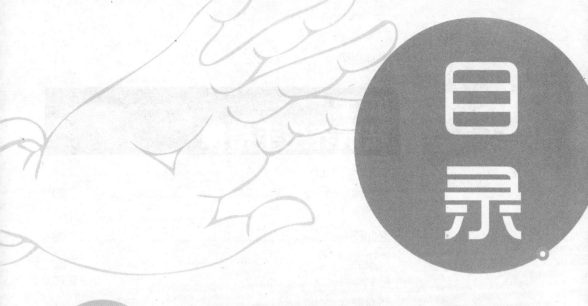

目录

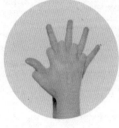
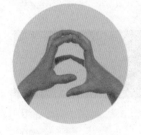

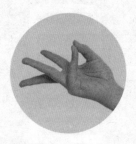

第三篇
祛病养生手指操

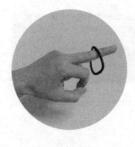

第四篇
日常工作手指操

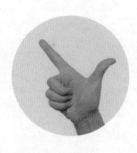

第五篇
改善记忆手指操

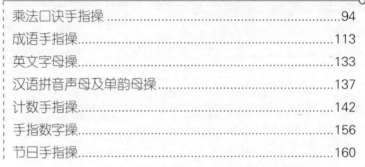

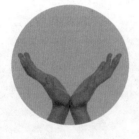

第六篇
幼儿启智手指操

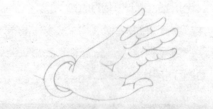

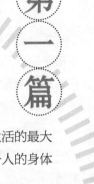

认识手指操

　　我们每天都在使用手指，可是有多少人知道，手指不只是日常生活的最大帮手，还与我们的健康有着非常密切的关系。俗话说十指连心，一个人的身体是否健康，也是可以从手和手指上看出来的。

　　从中医观点来看，手上集中了许多与健康有密切关系的穴位，联系着全身器官部位，适当地刺激这些经络穴位，有助于保持健康，还能够改善某些疾病的症状，如高血压、心脏疾病等。

　　俗话说："人有两个宝，双手和大脑。"对于各个年龄阶段的人来说，经常以手指为中心进行各种活动，不但可以使大脑皮层得到刺激，还能够保持神经系统的活力。3~6岁的学龄前幼儿，常做手指操能够刺激脑部发育，提升智能；7~22岁的在校学生，常做手指操能够开发大脑潜能，强化学习能力；23~50岁的上班族常做手指操能够提高大脑效力，增强记忆力；50岁以上老年人常做手指操能够减缓大脑老化，预防失智痴呆。

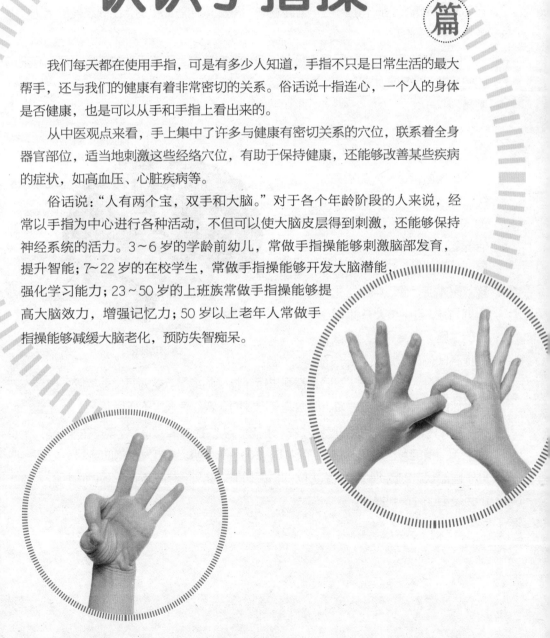

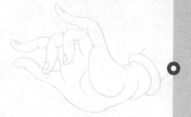

手指操与大脑

脑科专家认为，手指在大脑皮层的感觉和运动功能中，占的比重最大，经常活动手指来刺激大脑，可以延缓脑细胞的衰老，改善记忆力和思维能力。手指操需要左、右手共同完成，因此有益于左、右脑协调。高效率地活动手指，比效果差的死记硬背更能增加大脑的活力。

位于大脑额叶的运动区是直接联结身体所有部位，控制运动的部位。然而，细胞的密度并不会与身体部位的大小相对应。活动手指时，脑部有很多区域的神经会受到刺激。

日本东京大学医学系栗田昌裕医生经多年实践证明："手指操可以提高人的智力。经过20小时的'手指操'练习的人，阅读速度平均提高10倍左右，效果好的人达到28倍。"栗田说，这种练习对小孩效果尤佳，他以中小学生为研究对象，进行6天共计18小时的讲座，取得了平均阅读速度提高50倍的好成绩。一般在

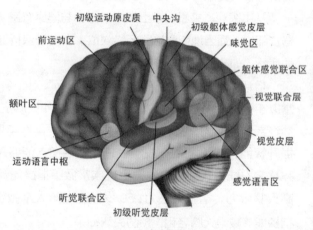

大脑功能区

正式学习前、学习中、学习后，都可进行手指操的练习。这对开发弱势脑、改善左右脑半球的交流、提高注意力、放松调动出大脑 α 波都有很大的作用。

专家建议，每天早晚8点钟左右，是我们头脑最清醒、记忆力最好的时候，也是练习手指操的最佳时机。每次练习15～20分钟，可以增加大脑的血流量，激活一些处于睡眠状态的脑细胞，训练大脑的协调功能。此外，由于脑血流量的增加，人体的免疫力也会得到提升。

认识我们的手指

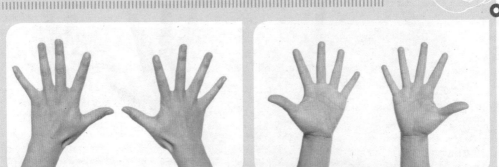

手指操基本手型

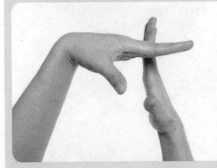

切指

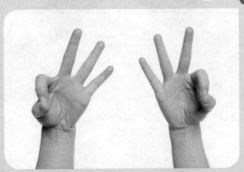

弹指

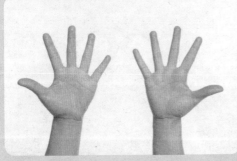

分指

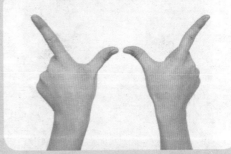

分指

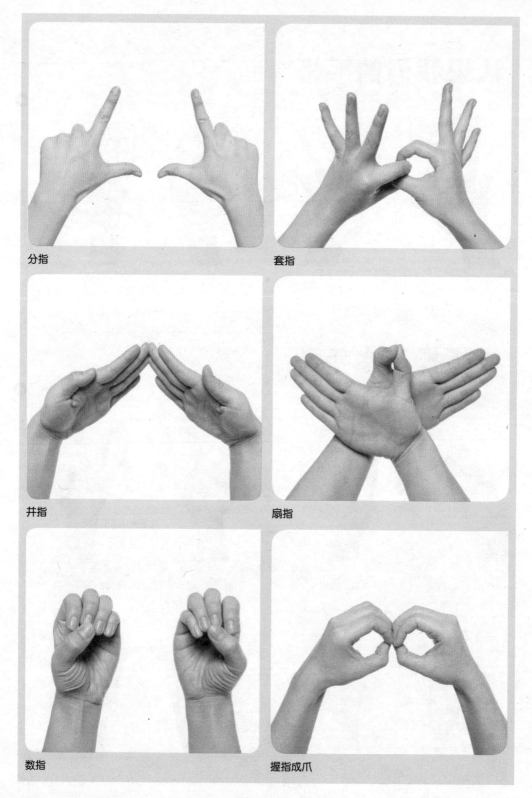

分指

套指

并指

扇指

数指

握指成爪

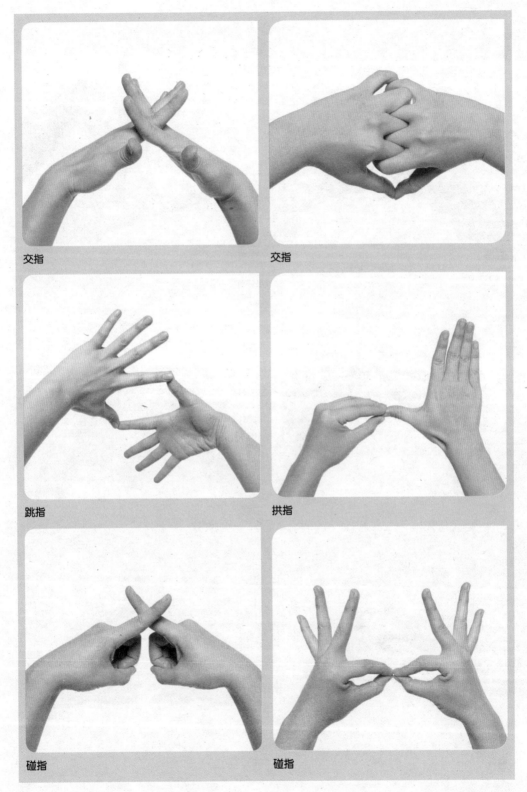

交指

交指

跳指

拱指

碰指

碰指

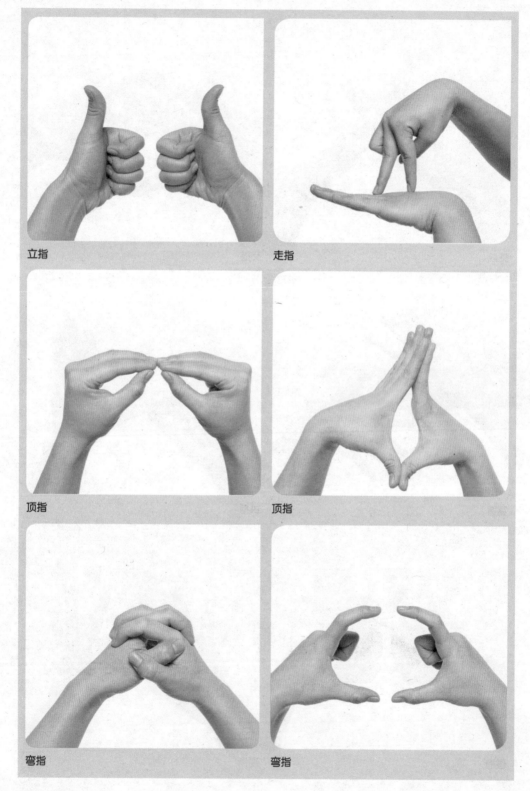

立指

走指

顶指

顶指

弯指

弯指

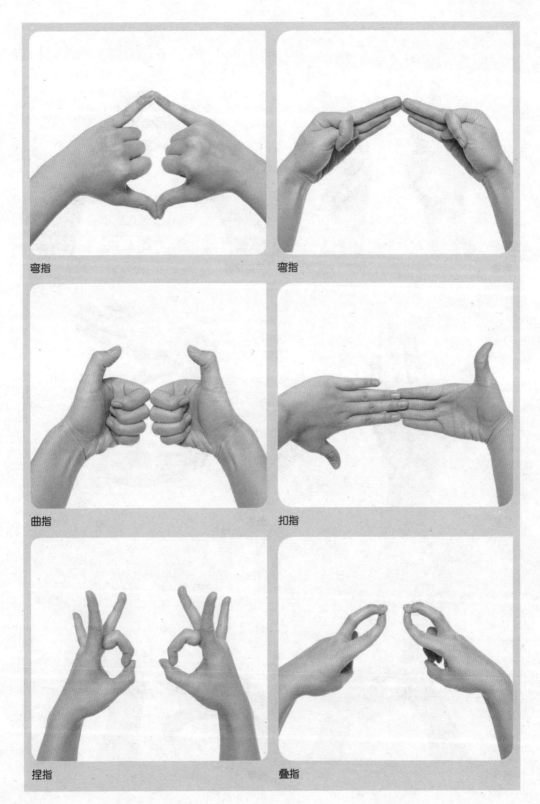

弯指

弯指

曲指

扣指

捏指

叠指

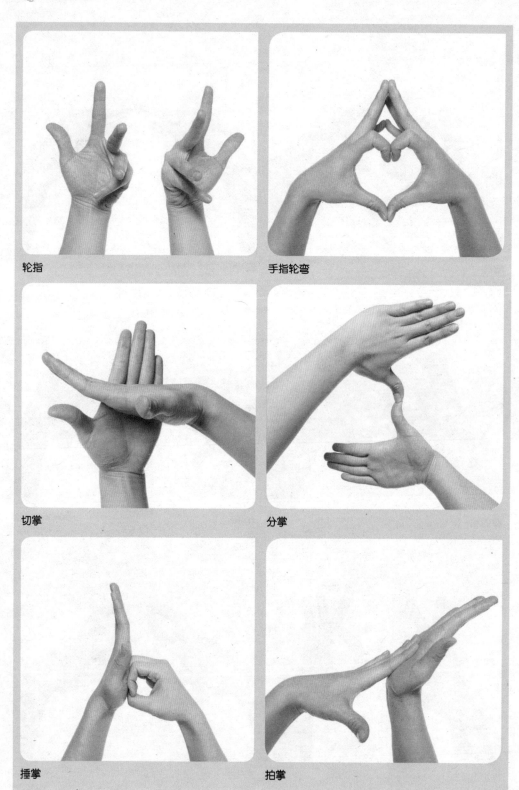

轮指

手指轮弯

切掌

分掌

捶掌

拍掌

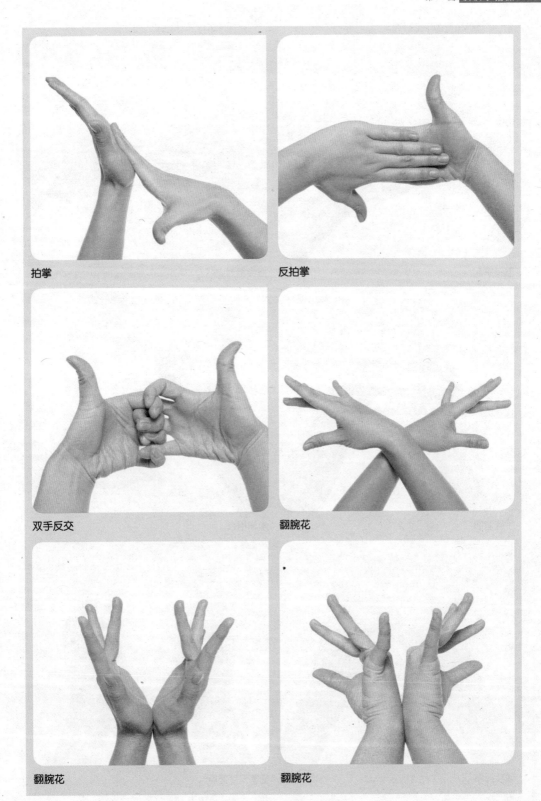

拍掌

反拍掌

双手反交

翻腕花

翻腕花

翻腕花

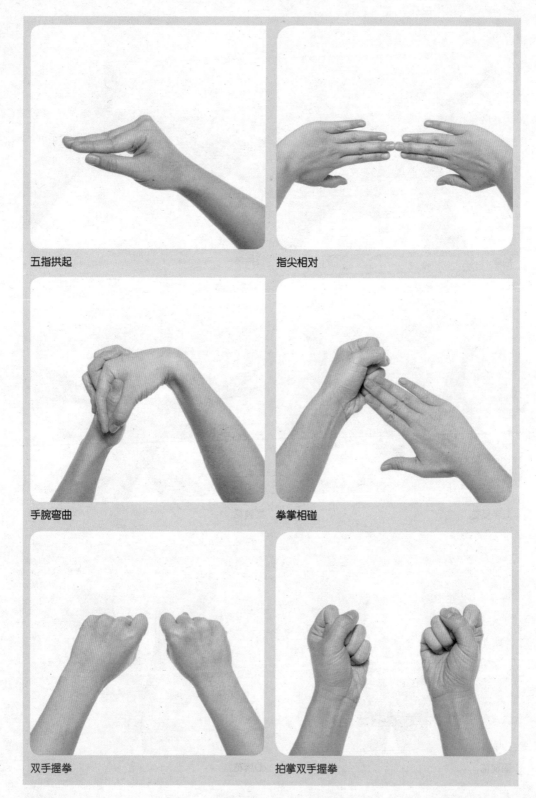

五指拱起

指尖相对

手腕弯曲

拳掌相碰

双手握拳

拍掌双手握拳

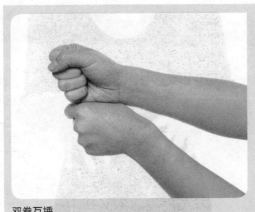

双拳互捶

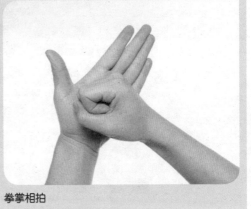

拳掌相拍

十指热身运动

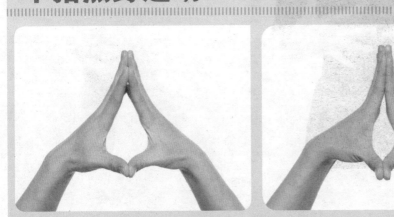

撑指

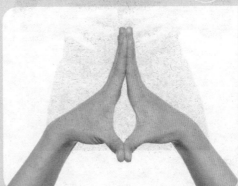

撑指

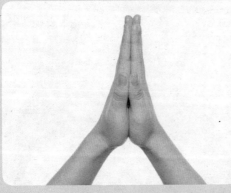

撑指

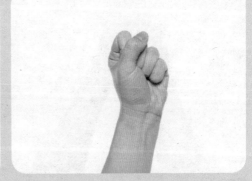

握拳

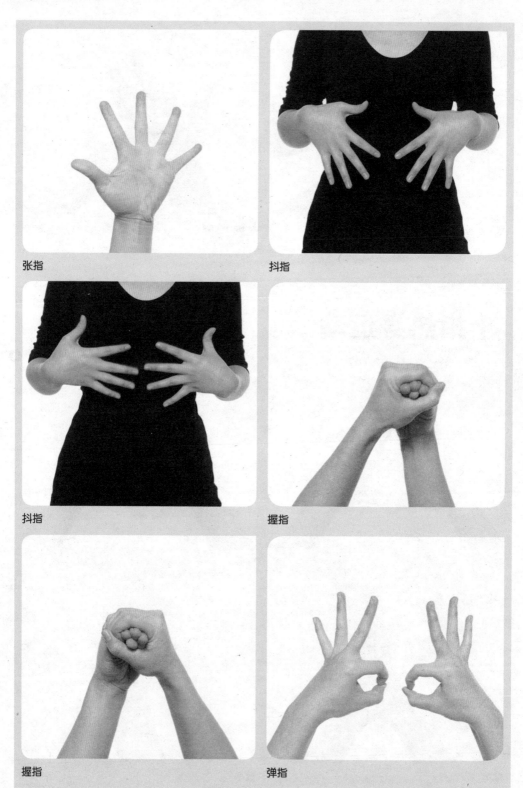

张指

抖指

抖指

握指

握指

弹指

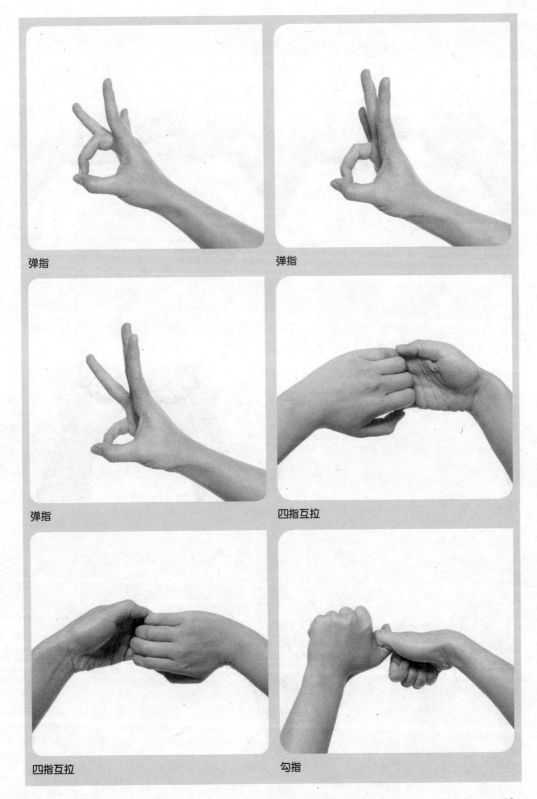

弹指

弹指

弹指

四指互拉

四指互拉

勾指

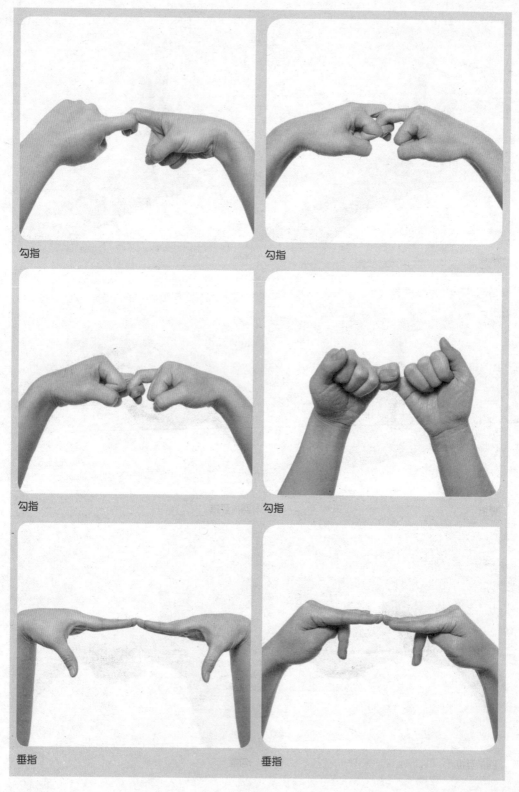

勾指

勾指

勾指

勾指

垂指

垂指

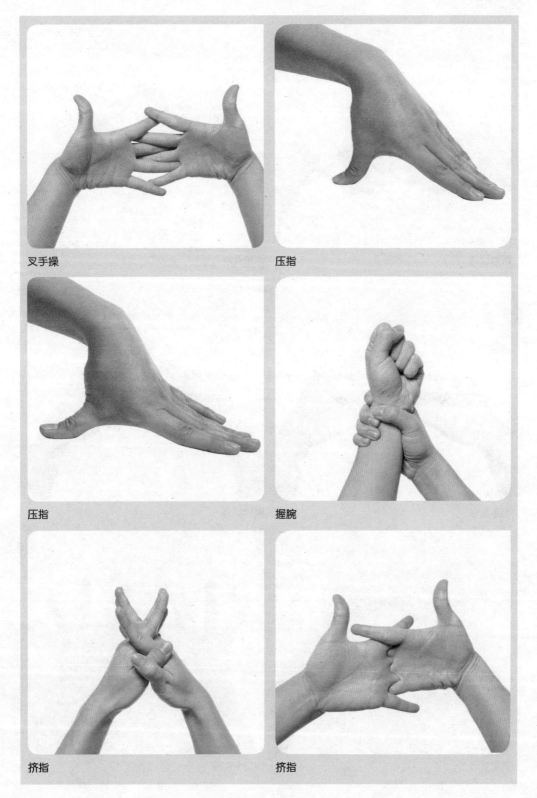

叉手操

压指

压指

握腕

挤指

挤指

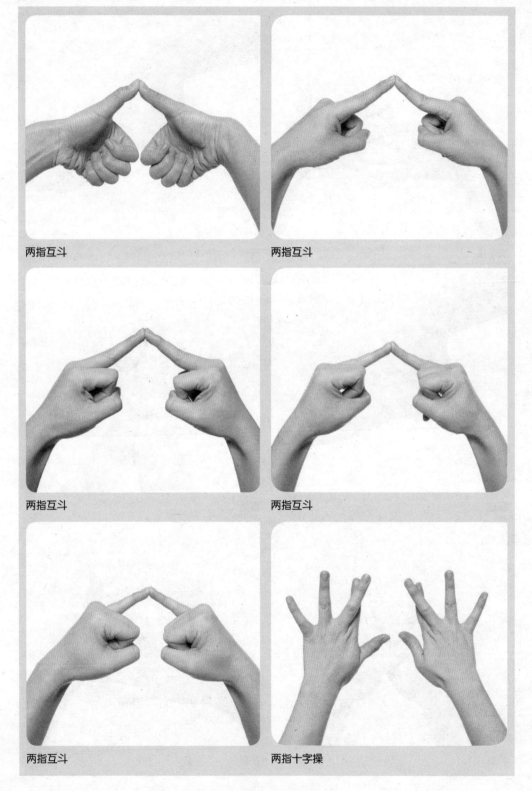

两指互斗

两指互斗

两指互斗

两指互斗

两指互斗

两指十字操

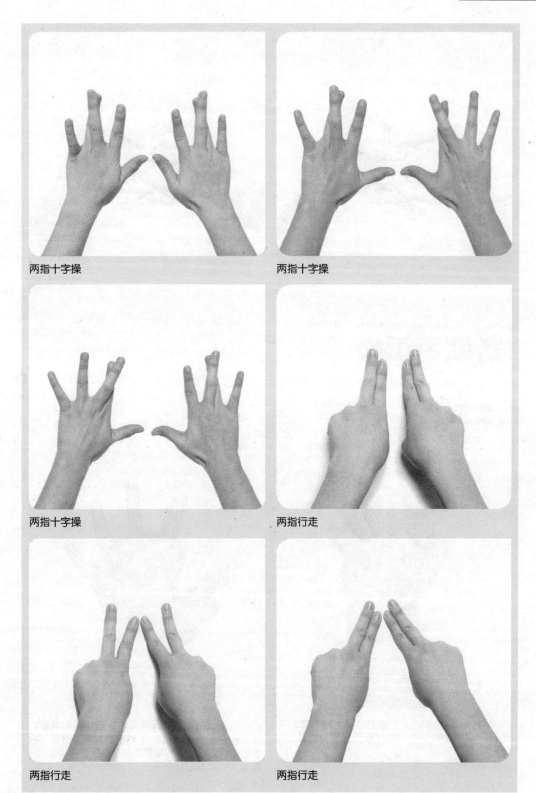

两指十字操

两指十字操

两指十字操

两指行走

两指行走

两指行走

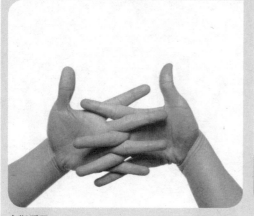

十指反叉

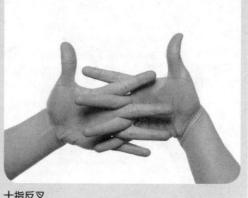

十指反叉

基础手指操

第一套

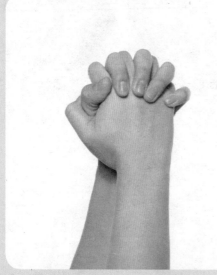

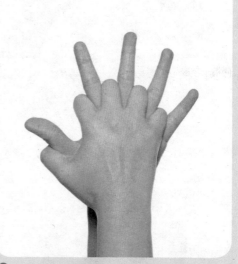

1. 双手十指弯曲交握，停顿 1~2 秒，掌心不分开，双手十指交换位置，弯曲交握。重复交握 16~32 次。

2. 左手五指伸直，保持不动，右手五指弯曲，交叉握住左手。停顿 1~2 秒后，掌心不分开，右手五指伸直，左手五指弯曲交握右手。每个动作重复16~32 次。

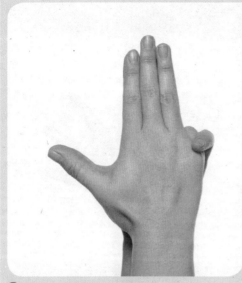

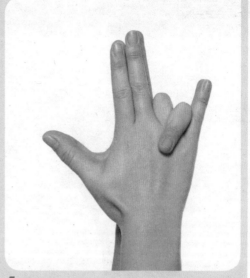

3. 双手从小指开始弯曲交握。

4. 然后是双手无名指、双手中指、双手食指、双手拇指分别弯曲交握。双手每两根手指重复交握 16 ~ 32 次。

第二套

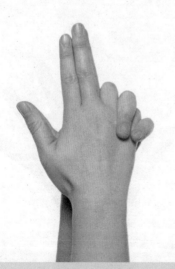

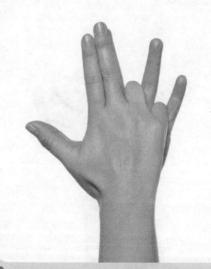

1. 双手四指弯曲交握，从双手小指、无名指开始，其余手指伸直不动。然后是双手中指、无名指弯曲交握；双手中指、食指弯曲交握；最后双手食指、拇指弯曲交握。每个动作重复 16 ~ 32 次。

2. 双手掌心不分开，右手手指伸直不动，从左手小指、无名指开始弯曲，握住右手。然后是左手无名指、中指开始弯曲；左手中指和食指开始弯曲；左手食指和拇指开始弯曲。接着换左手手指伸直，重复以上动作，完成动作 16 ~ 32 次。

第三套

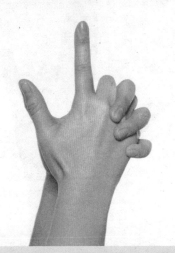 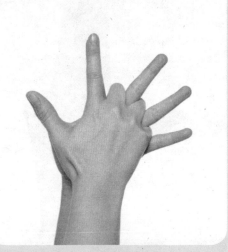

1. 双手掌心不分开，双手小指、无名指、中指弯曲交握，其余手指伸直不动。然后，双手无名指、中指、食指弯曲交握，其余手指伸直；接着双手中指、食指、拇指弯曲交握；重复以上动作，每个动作重复16～32次。

2. 双手掌心不分开，左手手指伸直，右手小指、无名指、中指弯曲握住右手。然后，右手无名指、中指、食指弯曲，其余手指伸直；接着右手中指、食指、拇指弯曲；换左手重复以上动作，每个动作重复16～32次。

第四套

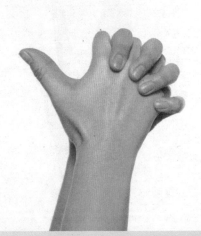 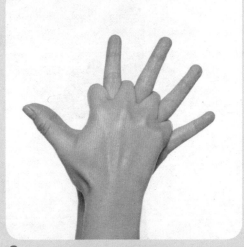

1. 双手掌心不分开，除拇指外，双手其余四指弯曲交握。然后，除小指外，其余四指弯曲交握。每个动作重复16～32次。

2. 双手掌心不分开。左手手指伸直不动，右手除拇指外，其余四指弯曲握住左手。接着，右手除小指外，其余四指弯曲握住左手。每个动作重复16～32次，交换左手完成相同动作，重复相同次数。

健脑益智
手指操

　　手，不仅是运动器官，而且是智能器官，常听人们用"心灵手巧"来形容一个人既聪明又能干。其实，这个成语还有另外一层含义——"手巧"者"心灵"，也就是说，手指灵活的人更聪明。按照中医理论，手指和人体经络是相通的，从大拇指到小拇指，依次与人体的肺、大肠、心包、三焦、心脏和小肠相对应，手指上还集中了其他重要穴位。全方位活动手指，不但能够疏通经络，还可有效地开发脑细胞。

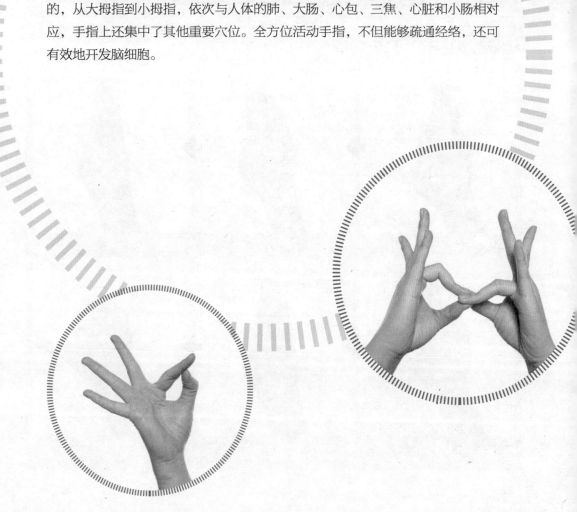

"加减法"左手操

现代科学的研究表明,人的大脑左右两半球各有不同的功能。人的左右半脑是不平衡发展的,统计显示,绝大多数人是左脑发达(其中大约一半的人比较均衡一些)。全球有10%的人是左撇子,即右脑比较发达。而左右脑的发育程度不同,隐含了你的很多特质和天赋的秘密。一般认为,男性是根据右脑和左脑各自不同的分工来使用大脑的;相比之下,女性却可以同时使用左脑和右脑。男性和女性大脑的最大区别主要是大脑皮层的构造不同。女性大脑的沟通交流能力特别发达,她们细致、敏感,能够通过察言观色来了解对方的心理,直觉也很灵敏。从构造上看,女性左右脑的脑梁部分粗于男性,因此左右脑可以顺利地同时使用。研究发现,左半球的主要功能是进行逻辑推理和语言表达,与语言、数字以及概念、分析等有关。右半球的主要功能是进行空间和形象的思维,具体的体现在音乐、节奏、绘画、直觉、空间感、整体性以及想象和综合等方面的能力。日常生活中经常活动左手可以刺激右脑的开发,如用左手写字、左手刷牙、左手打球等。

预备姿势:左手五指并拢伸直,放于胸部正前方。身体取站立、坐立等姿势均可。

第一套加法操和减法操

一加一等于二

二加二等于四

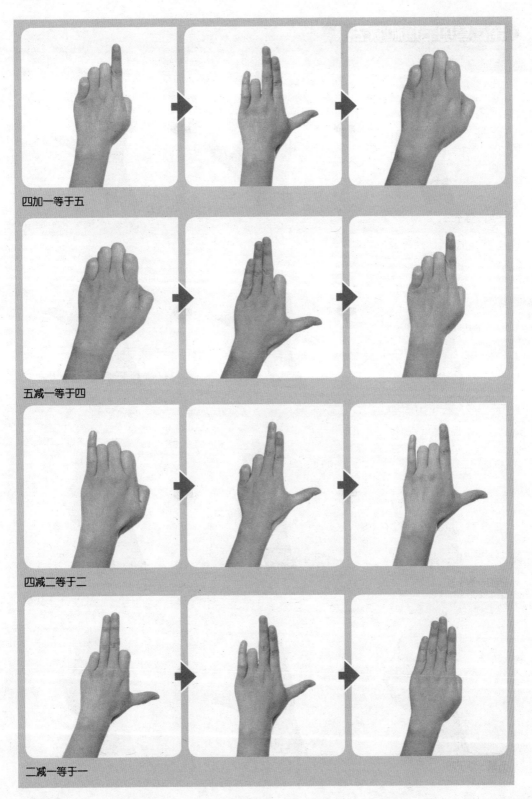

四加一等于五

五减一等于四

四减二等于二

二减一等于一

第二套加法操和减法操

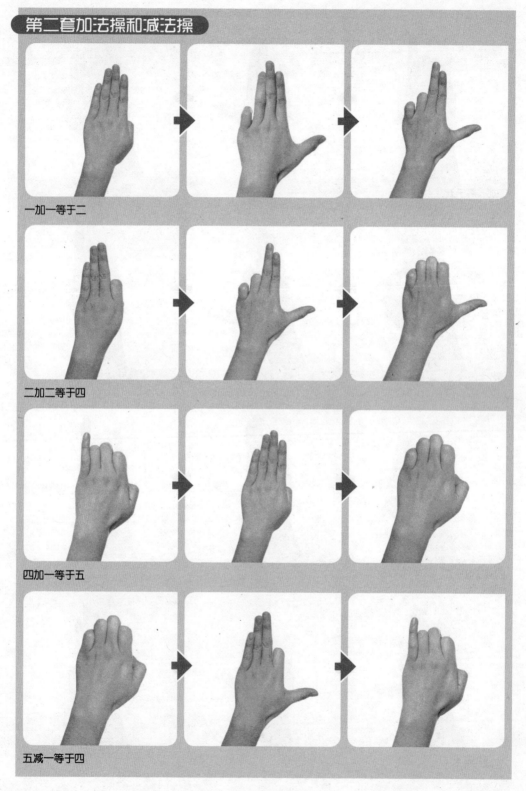

一加一等于二

二加二等于四

四加一等于五

五减一等于四

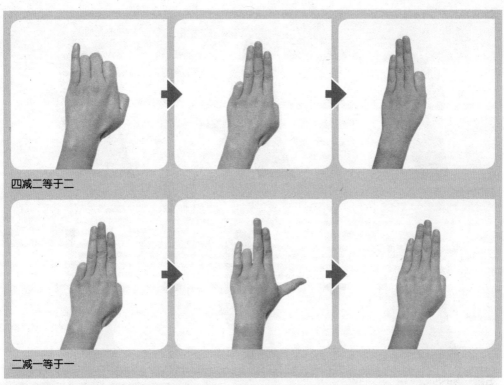

四减二等于二

二减一等于一

第三套加法操和减法操

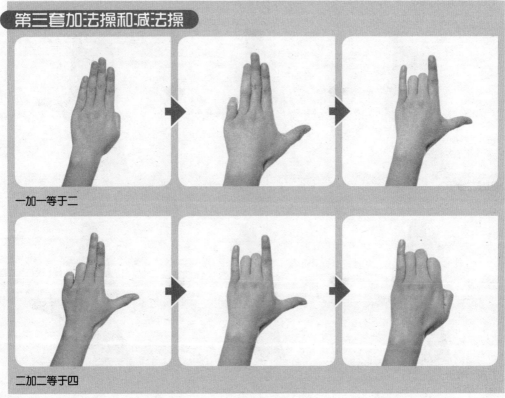

一加一等于二

二加二等于四

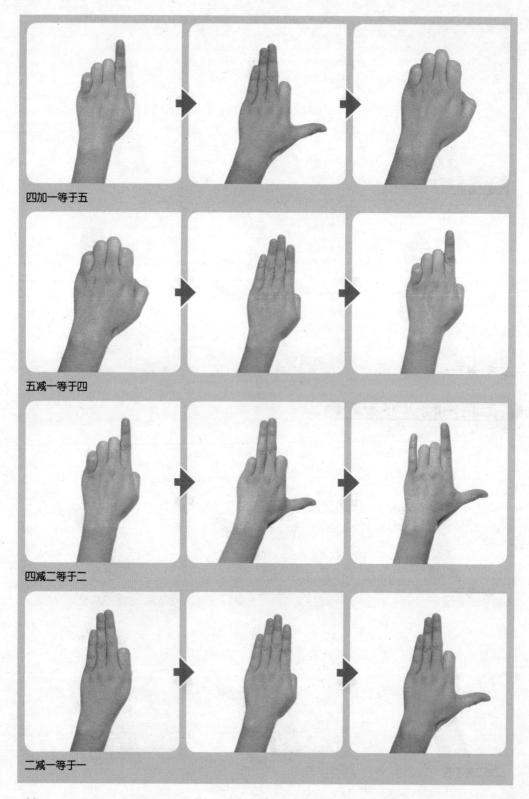

四加一等于五

五减一等于四

四减二等于二

二减一等于一

第四套加法操和减法操

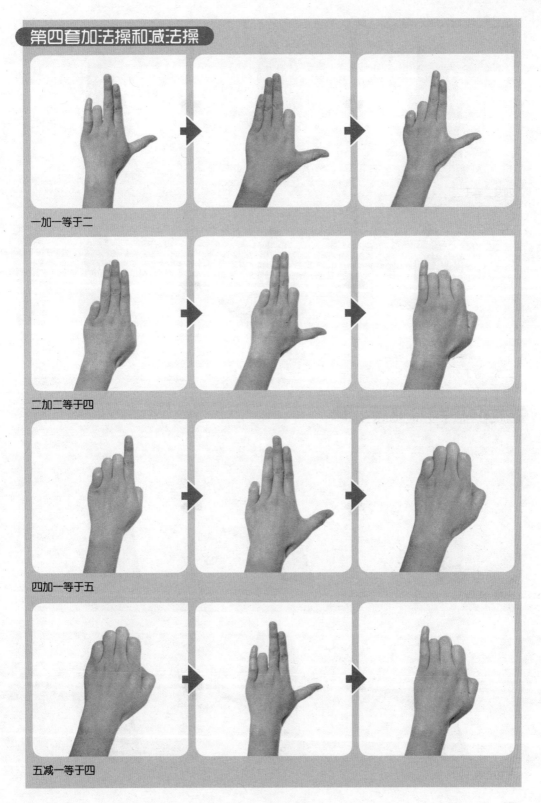

一加一等于二

二加二等于四

四加一等于五

五减一等于四

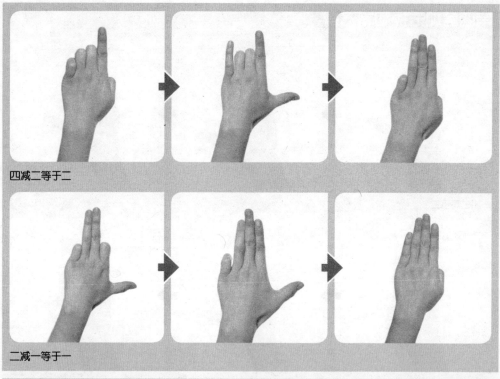

四减二等于二

二减一等于一

第五套加法操和减法操

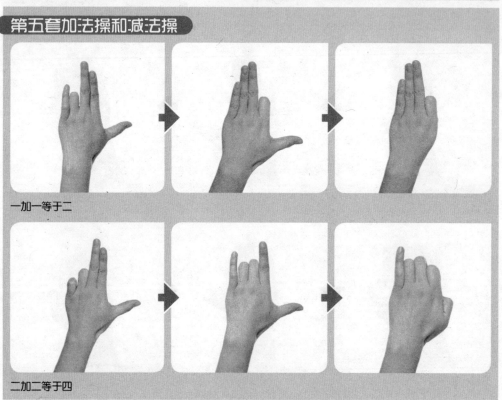

一加一等于二

二加二等于四

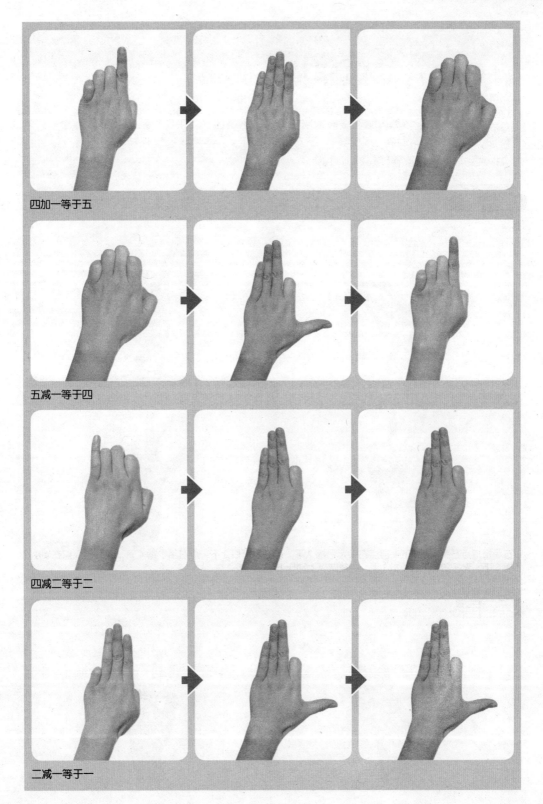

四加一等于五

五减一等于四

四减二等于二

二减一等于一

"点将台"单手操

此套操有助于休息大脑，缓解大脑疲劳、失眠等症状。手指相触的次数为1、2、3、4、3、2、1，练习时在心中默记，不可多也不可少，并注意速度保持均匀。每天练习2次，直到症状有所改善或痊愈即可。

第一套

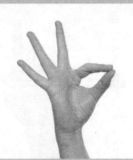
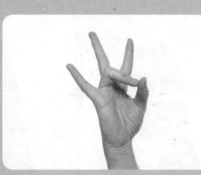

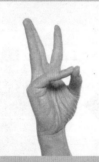
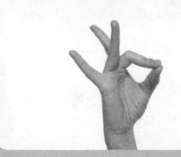

右手拇指点右手食指1下，再点右手无名指2下，点右手小指3下，点右手中指4下；反过来，点右手小指3下，无名指2下，食指1下。重复做以上动作16次以上。

第二套

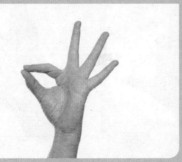
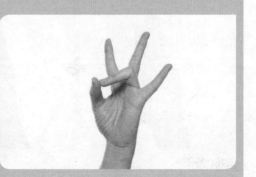

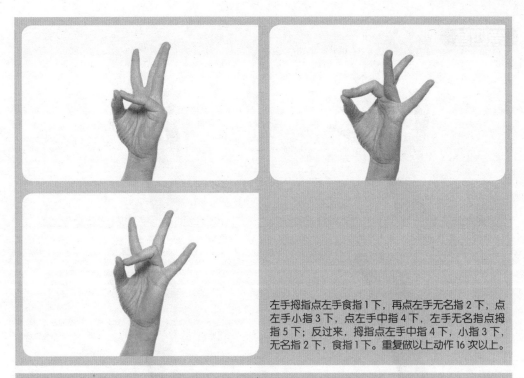

左手拇指点左手食指1下，再点左手无名指2下，点左手小指3下，点左手中指4下，左手无名指点拇指5下；反过来，拇指点左手中指4下，小指3下，无名指2下，食指1下。重复做以上动作16次以上。

第三套

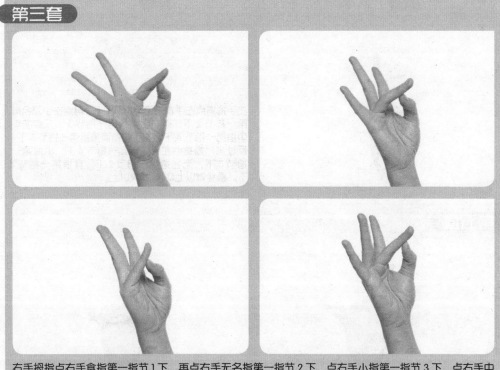

右手拇指点右手食指第一指节1下，再点右手无名指第一指节2下，点右手小指第一指节3下，点右手中指第一指节4下；反过来，右手拇指点小指第一指节3下，无名指第一指节2下，食指第一指节1下。重复做以上动作16次以上。

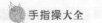
第四套

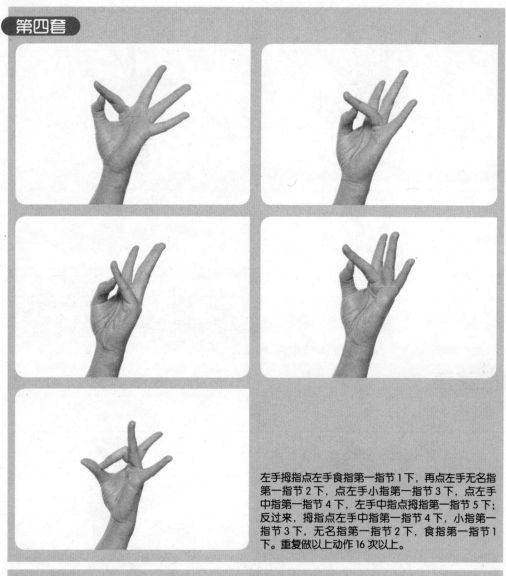

左手拇指点左手食指第一指节 1 下，再点左手无名指第一指节 2 下，点左手小指第一指节 3 下，点左手中指第一指节 4 下，左手中指点拇指第一指节 5 下；反过来，拇指点左手中指第一指节 4 下，小指第一指节 3 下，无名指第一指节 2 下，食指第一指节 1 下。重复做以上动作 16 次以上。

第五套

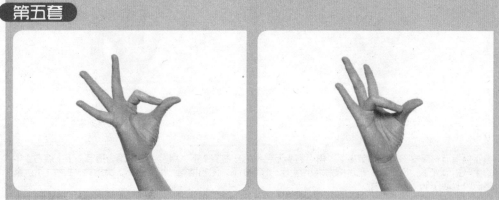

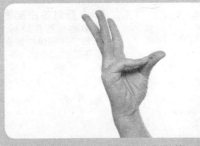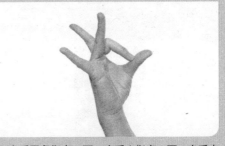

右手四指分别去点右手拇指第一指节处。右手食指点 1 下，右手无名指点 2 下，右手小指点 3 下，右手中指点 4 下；反过来，右手小指点 3 下，无名指点 2 下，食指点 1 下。重复做以上动作 16 次以上。

协调全脑双手操

此套操需双手同时进行不同动作，能够同时锻炼左右脑，有协调全脑的作用。练习时，双手举至胸前，坐卧站立均可。

第一套

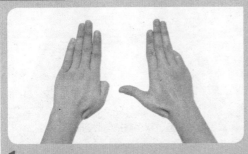

1. 同时弯曲左手拇指和右手小指。其余手指保持伸直不动。

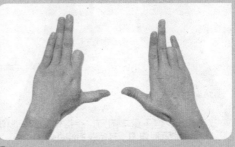

2. 同时弯曲左手食指和右手无名指，其余手指保持伸直不动。

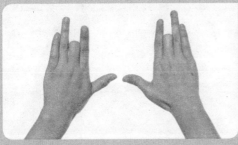

3. 同时弯曲双手中指，其余手指保持伸直不动。

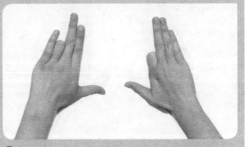

4. 同时弯曲左手无名指和右手食指，其余手指保持伸直不动。

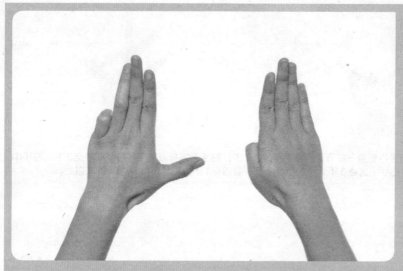

5. 同时弯曲左手小指和右手拇指，其余手指保持伸直不动。

第二套

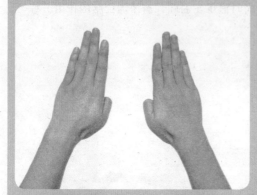

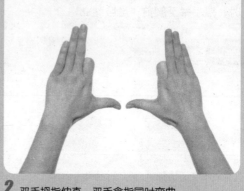

1. 双手伸出，位于身体前方，手指伸直，掌心朝外。双手拇指同时弯曲、其余手指伸直。

2. 双手拇指伸直，双手食指同时弯曲。

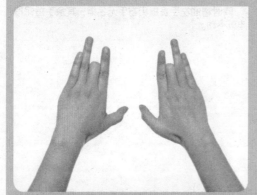

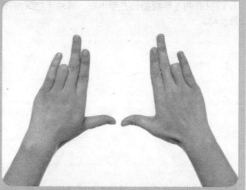

3. 双手食指伸直，中指同时弯曲。

4. 双手中指伸直，无名指同时弯曲。

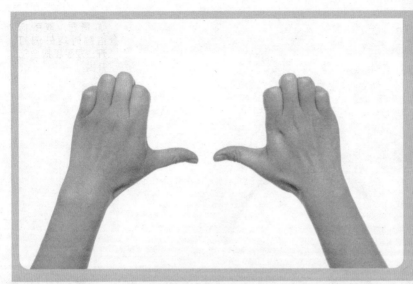

5. 按照上面的顺序，重复弯曲手指，最后同时弯曲双手拇指以外的四指。重复以上步骤16～32次。

第三套

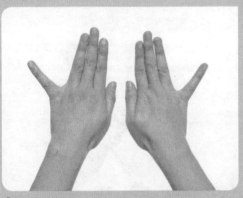

1. 双手手指并拢，掌心朝外，放在身体前方，双手小指同时向外侧打开。

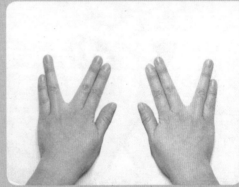

2. 双手无名指同时向外侧打开。

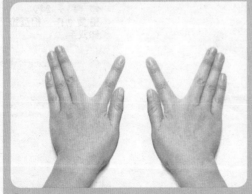

3. 双手中指同时向外侧打开。

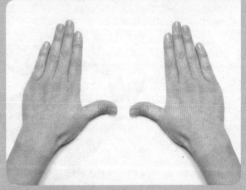

4. 双手食指同时向外侧打开。

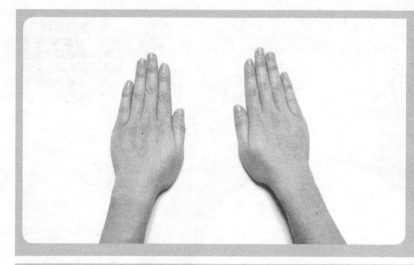

5. 最后，双手拇指同时向外侧打开，双手手指全部并拢。

第四套

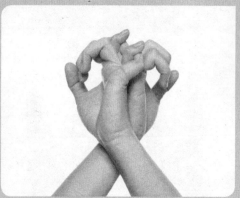

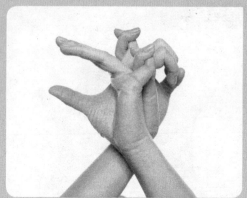

1. 双手手背相对，小指和食指相勾。拇指和中指、无名指相扣。

2. 右手三指张开，停顿1~2秒。

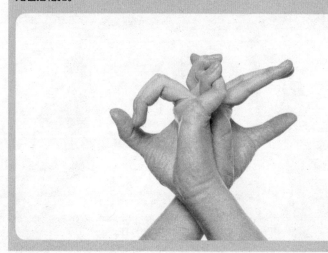

3. 左手三指张开，停顿1~2秒。重复动作，相互拉伸双手。

保健球手指操

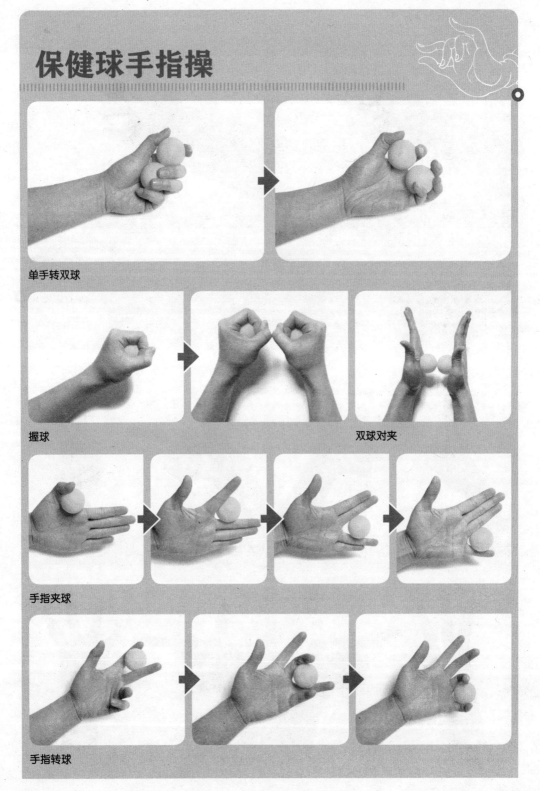

单手转双球

握球   双球对夹

手指夹球

手指转球

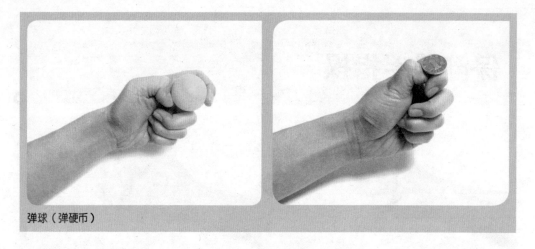

弹球（弹硬币）

开枪打鸟

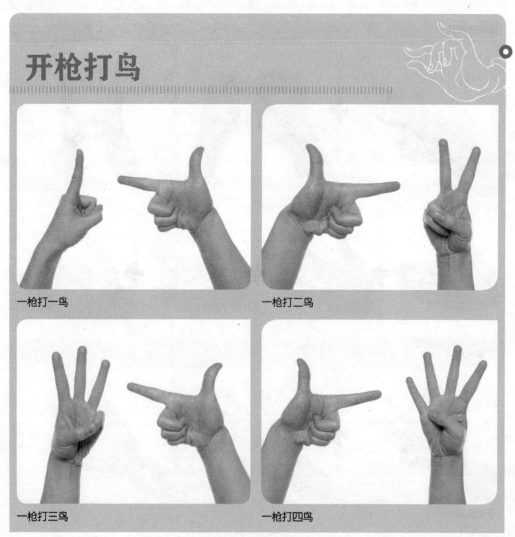

一枪打一鸟

一枪打二鸟

一枪打三鸟

一枪打四鸟

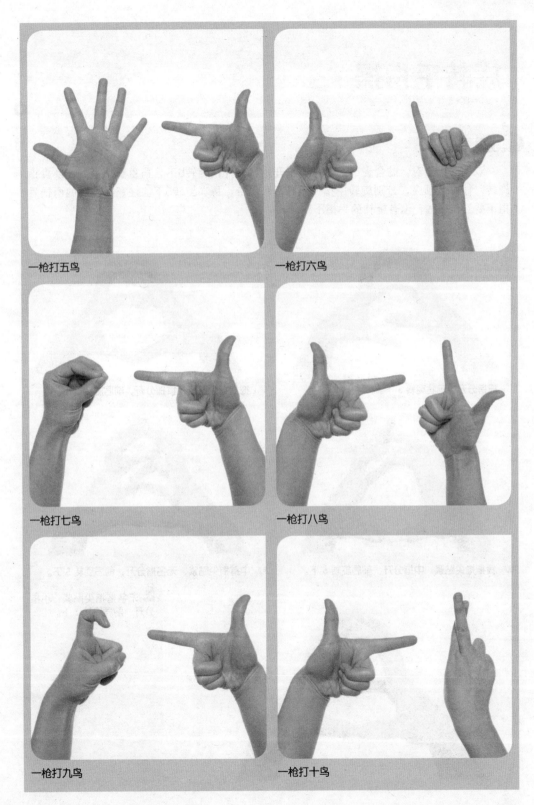

一枪打五鸟

一枪打六鸟

一枪打七鸟

一枪打八鸟

一枪打九鸟

一枪打十鸟

旋转手指操

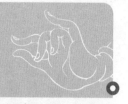

第一套

双手五指相对，贴合在一起。从拇指开始，分开，旋转5下，再重新贴紧。交换食指旋转，按照此顺序，分别旋转中指、无名指和小指，每次旋转5下。注意：旋转的两根手指不要互相碰触，没有旋转的手指不要分开。

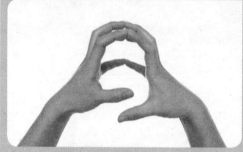

1. 拇指分开，前后旋转 5 下。

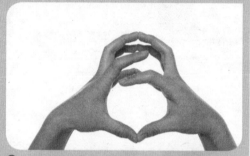

2. 拇指指尖贴紧，食指分开，前后旋转 5 下。

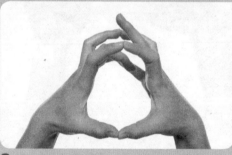

3. 食指指尖贴紧，中指分开，前后旋转 5 下。

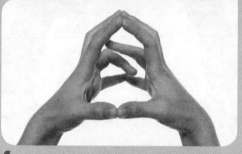

4. 中指指尖贴紧，无名指分开，前后旋转 5 下。

5. 无名指指尖贴紧，小指分开，前后旋转 5 下。

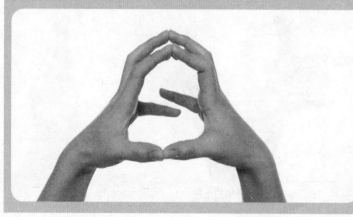

第二套

双手握拳相对，按顺序伸出手指进行旋转，每次旋转5下，再交换手指进行旋转。注意：旋转手指不可互相碰触。

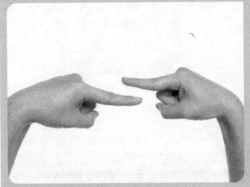

1. 伸出食指，两根手指前后旋转 5 下。

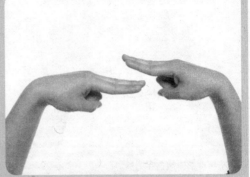

2. 伸出食指和中指。手指并拢，前后旋转 5 下。

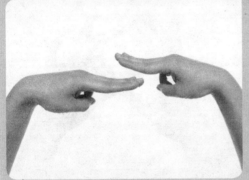

3. 伸出食指、中指、无名指。手指并拢，前后旋转 5 下。

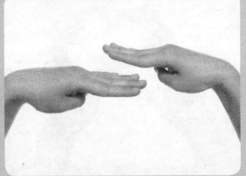

4. 伸出食指、中指、无名指、小指。手指并拢，前后旋转 5 下。

5. 伸出拇指、食指、中指、无名指、小指。手指并拢，前后旋转 5 下。

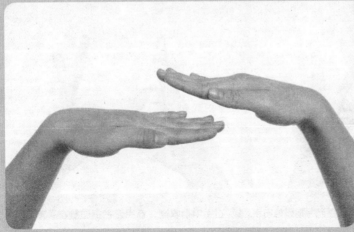

第三套

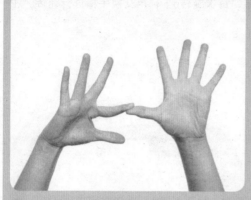

1. 左手食指碰触右手拇指。

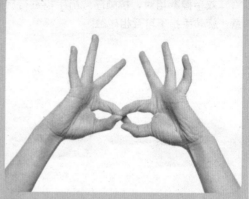

2. 右手食指碰触左手拇指，四根手指交叉。

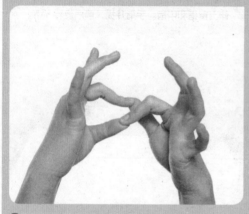

3. 右手不动，左手食指收回，左手中指碰触右手拇指。

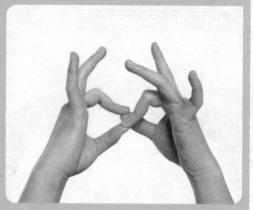

4. 右手食指收回，右手中指碰触左手拇指。

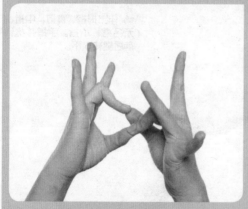

5. 右手不动，左手中指收回，左手无名指碰触右手拇指。

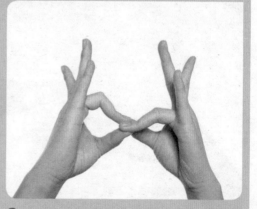

6. 右手中指收回，右手无名指碰触左手拇指。

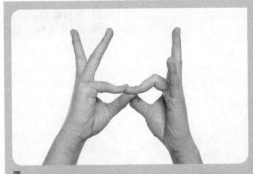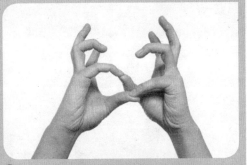

7. 右手不动，左手无名指收回，左手小指碰触右手拇指。

8. 右手无名指收回，右手小指碰触左手拇指。

弯曲手指操

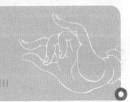

第一套

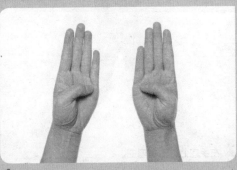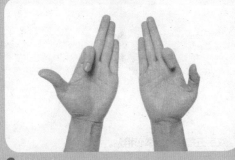

1. 双手掌心朝内，同时弯曲拇指。停顿1~2秒，回到原位。

2. 同时弯曲食指，停顿1~2秒，回到原位。

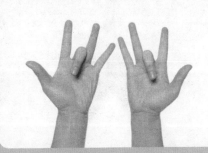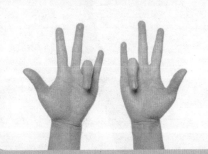

3. 同时弯曲中指，停顿1~2秒，回到原位。

4. 同时弯曲无名指，停顿1~2秒，回到原位。

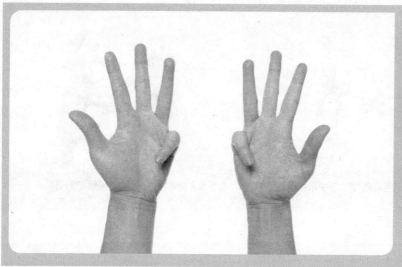

5. 同时弯曲小指，停顿1 2秒，回到原位。

第二套

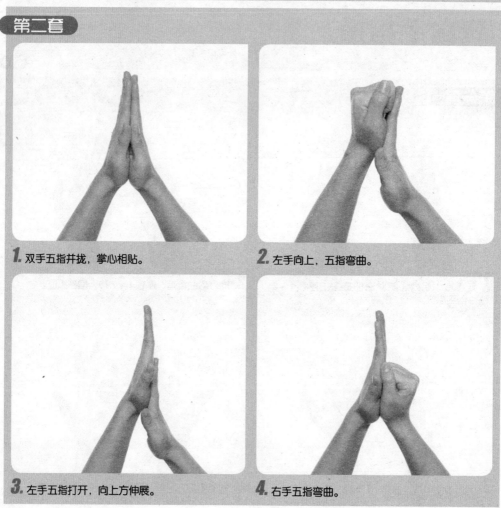

1. 双手五指并拢，掌心相贴。

2. 左手向上，五指弯曲。

3. 左手五指打开，向上方伸展。

4. 右手五指弯曲。

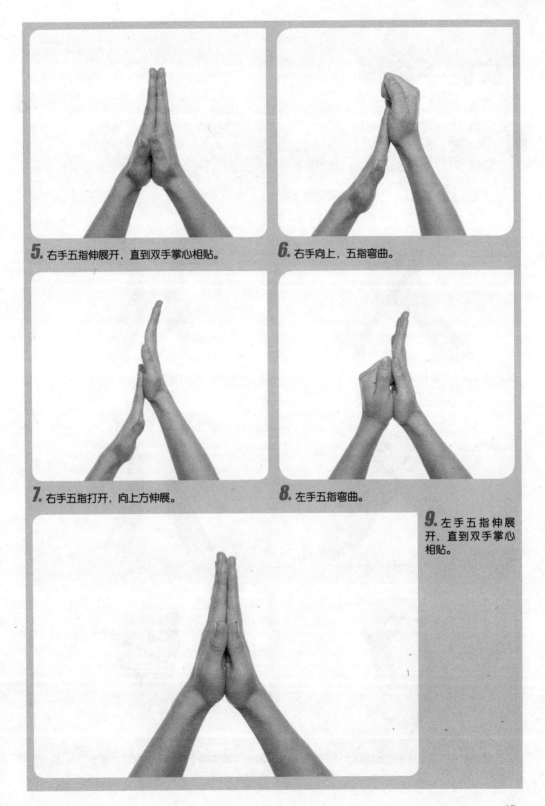

5. 右手五指伸展开，直到双手掌心相贴。

6. 右手向上，五指弯曲。

7. 右手五指打开，向上方伸展。

8. 左手五指弯曲。

9. 左手五指伸展开，直到双手掌心相贴。

交握手指操

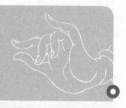

第一套

　　双手紧握，拇指朝向身体。每次握紧后，再将双手分开，然后再次握紧，并变换手指位置。

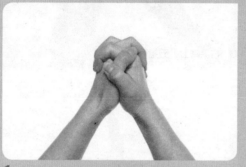

1. 双手紧握，拇指朝向自己。

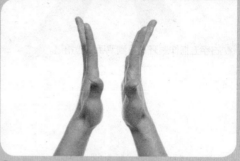

2. 双手分开，用力张开。

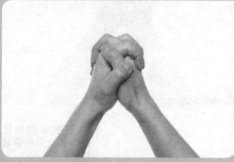

3. 双手再次紧握，注意拇指位置的变换。

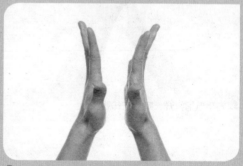

4. 双手再次分开，并用力张开。

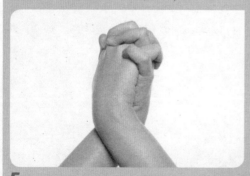

5. 双手手臂相交叉，双手位置互换，双手手指弯曲交握。

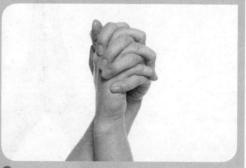

6. 双手从下至上翻转，手指交叉握紧。小指朝向身体。

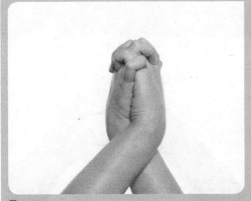

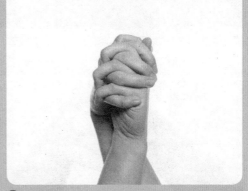

7. 同第5步，左右手位置互换，双手手臂相交叉，双手手指弯曲交握。

8. 双手从下至上翻转，手指交叉握紧。小指朝向身体。注意手指交握的位置与第6步不同。

第二套

每次握紧双手，手指位置都前后错开一根，注意手指的位置，不要移错。

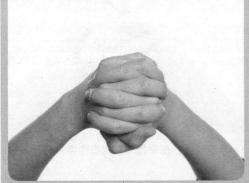

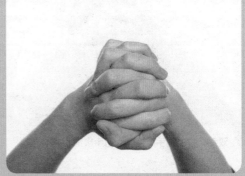

1. 双手交握，右手拇指位于上方。

2. 双手交握，此时左手拇指位于上方。

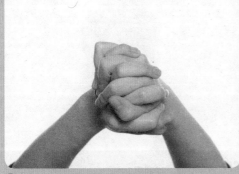

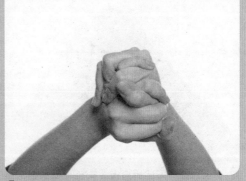

3. 双手交握，右手拇指插入左手食指和中指之间。

4. 双手交握，右手拇指插入左手中指和无名指之间。

47

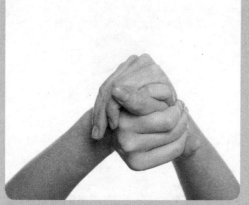

5. 双手交握，右手拇指插入左手无名指和小指之间。

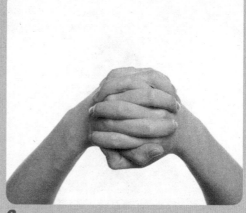

6. 双手交握，回到第1步。

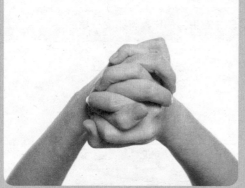

7. 双手交握，左手拇指插入右手食指和中指之间。

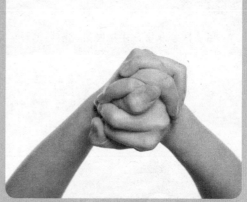

8. 双手交握，左手拇指插入右手中指和无名指之间。

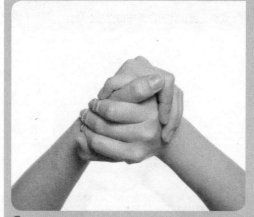

9. 双手交握，左手拇指插入右手无名指和小指之间。

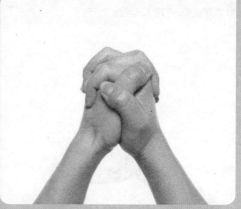

10. 双手交握，回到第1步。

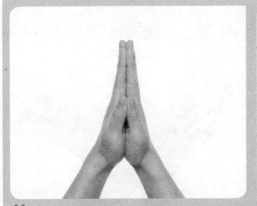

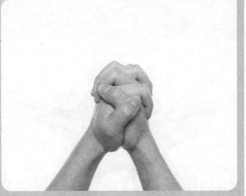

11. 双手五指并拢，伸直，掌心相贴。

12. 双手交握，回到第2步。

第三套

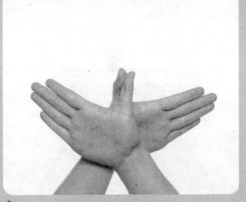

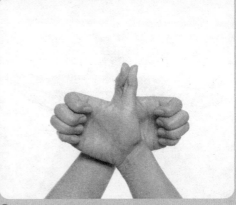

1. 双手掌心朝内，拇指相勾，其余手指并拢，成扇形。

2. 双手四指同时弯曲。

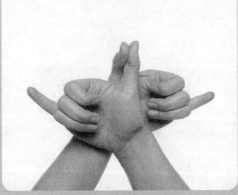

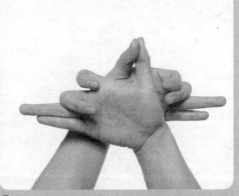

3. 双手小指伸直，其他手指姿势不变。

4. 双手小指和无名指伸直，其他手指姿势不变。

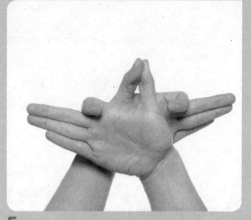

5. 双手小指、无名指和中指伸直，其他手指姿势不变。

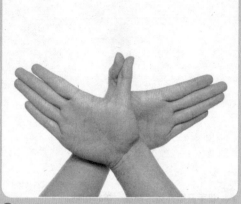

6. 双手四指伸直，拇指姿势不变。

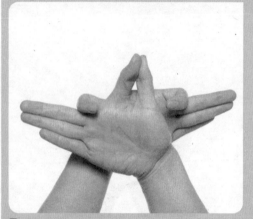

7. 双手食指弯曲，其他手指姿势不变。

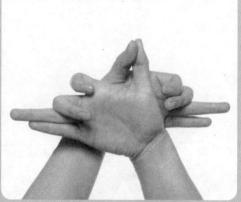

8. 双手食指和中指弯曲，其他手指姿势不变。

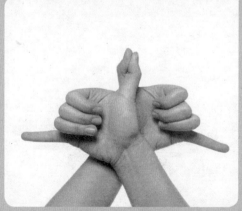

9. 双手食指、中指和无名指弯曲，其他手指姿势不变。

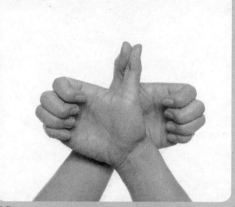

10. 双手四指弯曲，拇指姿势不变。

手指伸展操

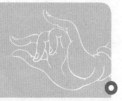

第一套

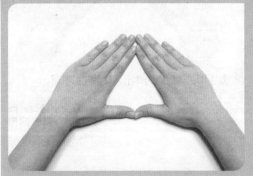

1. 双手四指并拢，食指和拇指指尖相抵，放在桌面上。

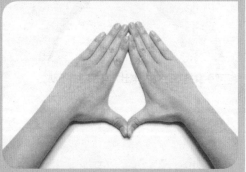

2. 双手虎口张开到最大，拇指和食指指尖始终相抵。

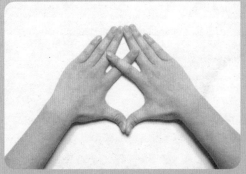

3. 双手中指和拇指指尖相抵，虎口继续张开。食指交叉。

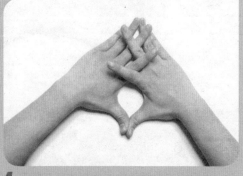

4. 双手无名指和拇指指尖相抵，虎口继续张开，食指和中指交叉。

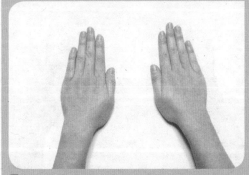

5. 双手五指并拢，放在桌面上。

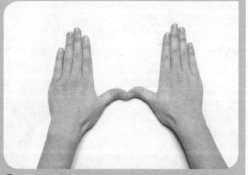

6. 双手拇指同时向内伸出。其余四指不动。

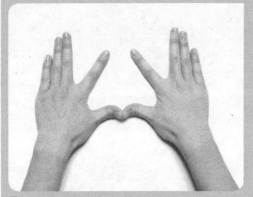

7. 双手食指同时向内伸出，其余四指不动。

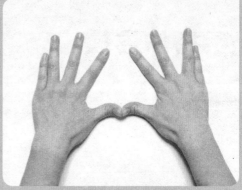

8. 双手中指同时向内伸出，其余四指不动。

9. 双手小指同时向外伸出，其余四指不动。

第二套

用拇指的力量来伸展手指的第二指节，能够舒缓关节和虎口的压力。

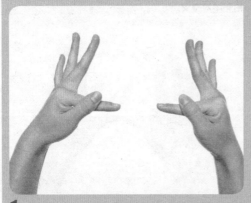

1. 双手食指弯曲，拇指用力下压食指。

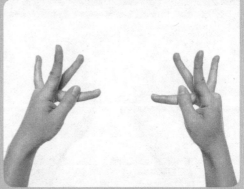

2. 双手中指弯曲，拇指用力下压中指。

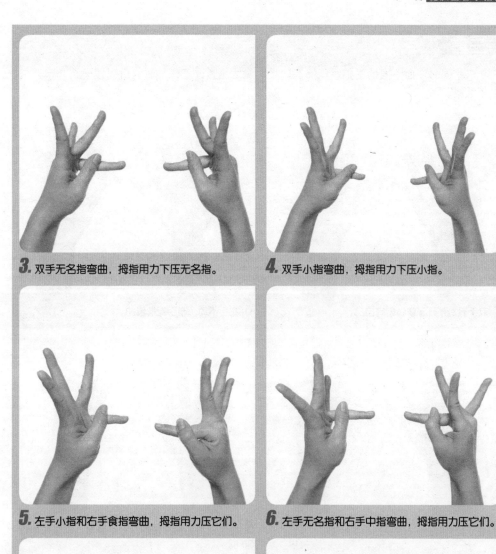

3. 双手无名指弯曲，拇指用力下压无名指。

4. 双手小指弯曲，拇指用力下压小指。

5. 左手小指和右手食指弯曲，拇指用力压它们。

6. 左手无名指和右手中指弯曲，拇指用力压它们。

7. 左手中指和右手无名指弯曲，拇指用力压它们。

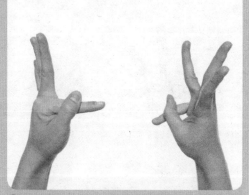

8. 左手食指和右手小指弯曲，拇指用力压它们。

第三套

　　双手同时弯曲不同的手指，能够有效地刺激大脑，注意做的时候可以慢一点儿，但是不要做错。

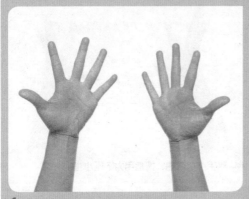

1. 双手五指张开，掌心朝向自己。

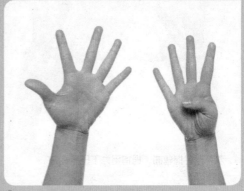

2. 左手不动，右手拇指弯曲。

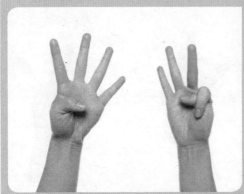

3. 左手拇指弯曲，右手拇指和食指弯曲。

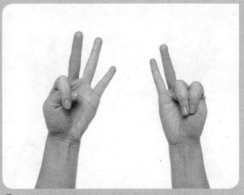

4. 左手拇指和食指弯曲，右手拇指、食指和中指弯曲。

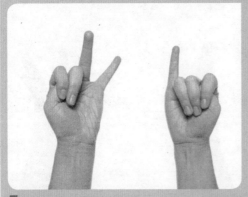

5. 左手拇指、食指和中指弯曲，右手拇指、食指、中指和无名指弯曲。

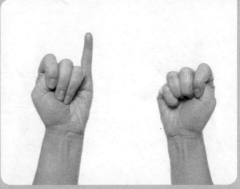

6. 左手拇指、食指、中指和无名指弯曲，右手五指全部弯曲。

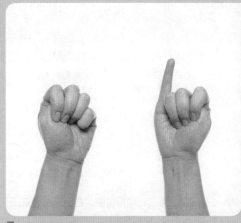

7. 左手五指弯曲，右手小指伸直。

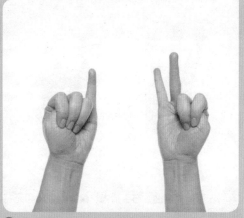

8. 左手小指伸直，右手小指和无名指伸直。

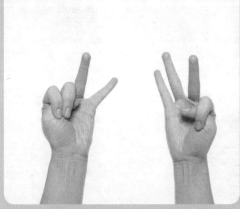

9. 左手小指和无名指伸直，右手小指、无名指和中指伸直。

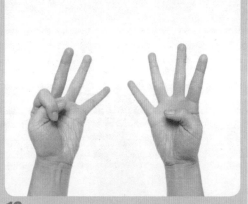

10. 左手小指、无名指、中指伸直，右手拇指弯曲。

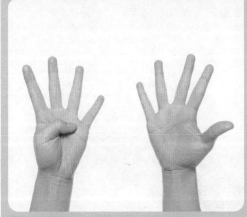

11. 左手拇指弯曲，右手五指全部伸直。

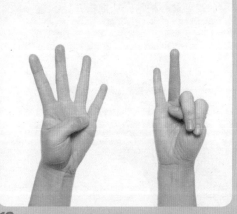

12. 左手拇指弯曲，右手拇指、食指和中指弯曲。

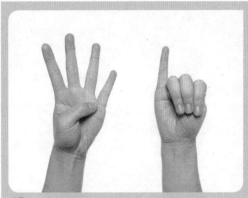 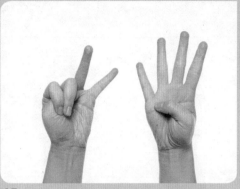

13. 左手拇指弯曲，右手拇指、食指、中指和无名指弯曲。

14. 左手拇指、食指和中指弯曲，右手拇指弯曲。

15. 左手拇指、食指、中指和无名指弯曲，右手拇指弯曲。

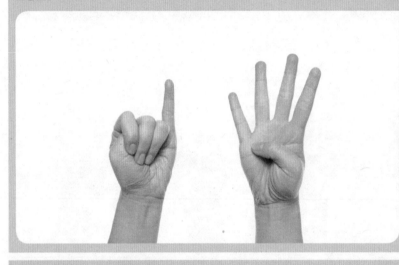

第四套

双手掌心相贴，从拇指开始，逐一地伸展手指。

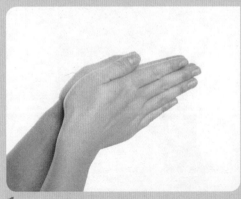 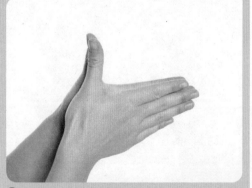

1. 双手五指并拢，掌心相贴。

2. 双手拇指同时向上伸展。

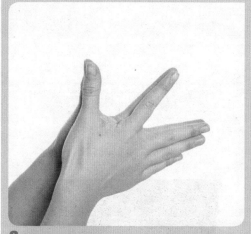

3. 双手食指同时向上打开。

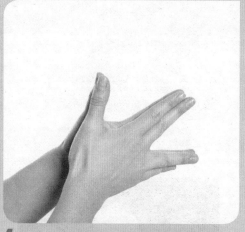

4. 双手中指向上打开，与食指相贴。

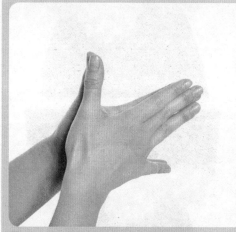

5. 双手无名指向上打开，与中指相贴。

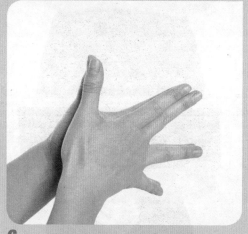

6. 双手无名指向下打开，注意与小指分开。

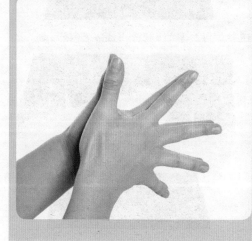

7. 双手中指向下打开，注意与无名指不要相贴。此时双手五指张开到最大，充分伸展。

手腕柔软操

此练习能够充分舒缓手腕的压力，让手腕得到放松，但也会感觉些微的疼痛，刚开始做不要勉强，做到自己能做到的程度就好，直到手腕充分伸展开。

第一套

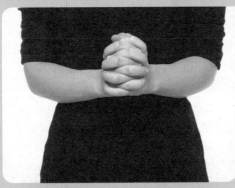 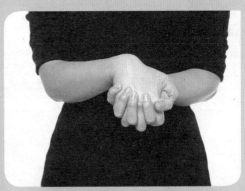

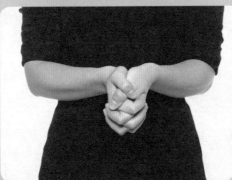 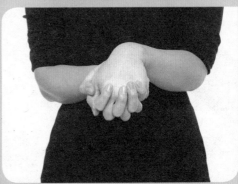

1. 双手在胸前交握，手腕像画圆一样转动，先是从左向右转动手腕，转动 5 次后，开始从右向左转动。

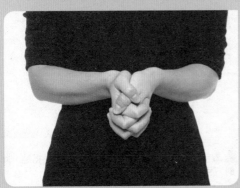 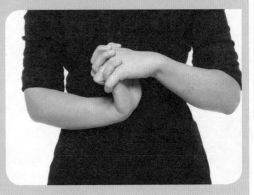

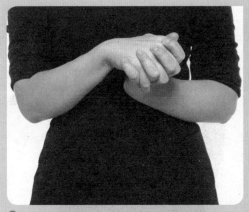 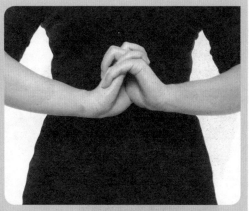

2. 手腕先是向下弯，再向右弯，再向左弯，最后向上弯。重复 5 次后，交换手腕弯曲的顺序。

第二套

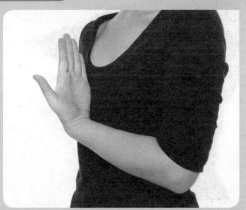 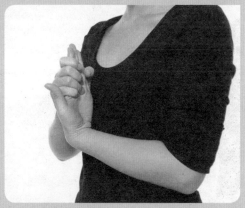

1. 左手手指并拢，小指贴在胸口处。

2. 右手握住左手四指。

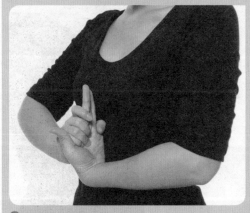 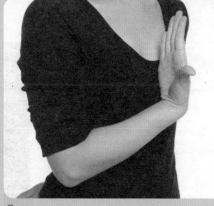

3. 右手用力将左手向下压，直到小臂与上臂成 90°或更大的角度。

4. 左右手动作互换，右手手指并拢，小指贴在胸口处。

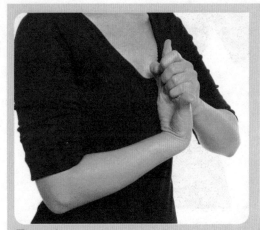

5. 左手握住右手四指。

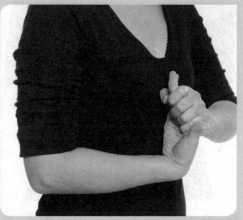

6. 左手用力将右手向下压，直到小臂与上臂成 90°或更大的角度。

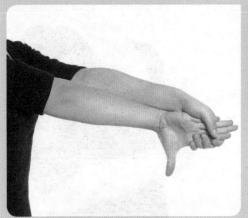

7. 右手向身前伸直，拇指向下，左手握住右手手指。

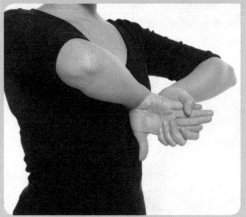

8. 左手将右手拉至胸前。

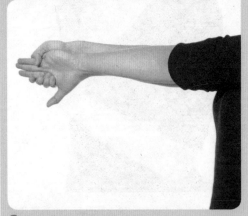

9. 左手向身前伸直，拇指向下，右手握住左手手指。

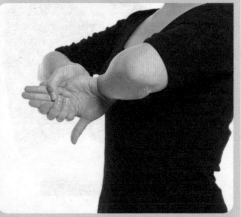

10. 右手将左手拉至胸前。

多样手势操

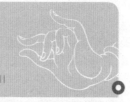

剪子包袱锤

　　一边大声念出"剪子、包袱、锤"，一边摆出相应的手势。注意：做"剪子"的时候，伸出的四根手指要伸直；做"包袱"的时候，双手要完全张开；做"锤"的时候，双手要紧紧握拳。

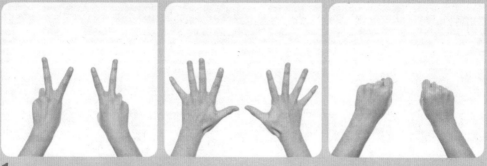

1. 剪子、包袱、锤

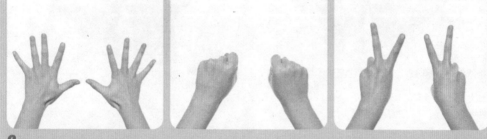

2. 包袱、锤、剪子

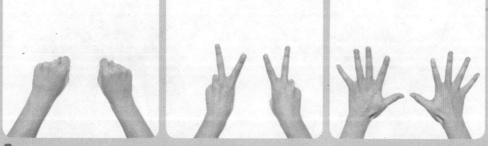

3. 锤、剪子、包袱

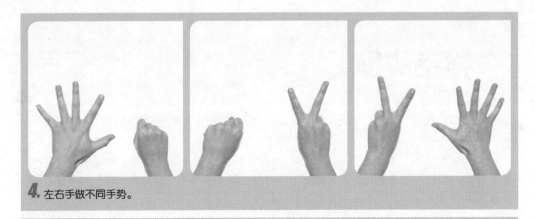

4. 左右手做不同手势。

青蛙

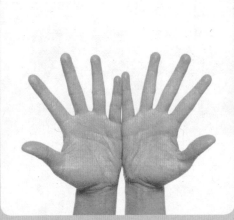

1. 双手小指相贴合，掌心朝向自己身体。

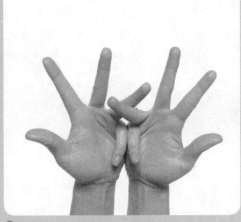

2. 小指下弯，双手无名指交叉。

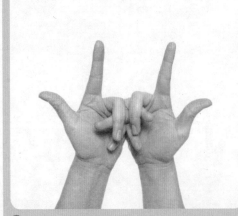

3. 中指弯曲，分别搭在两根无名指上。

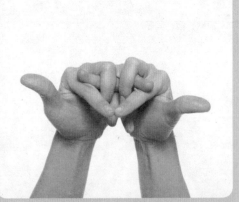

4. 双手食指穿过两根无名指下方，指尖碰触在一起。

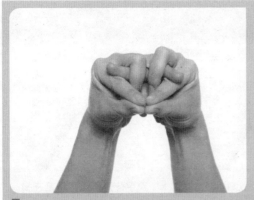

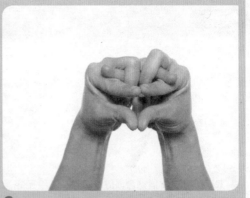

5. 将食指指尖和拇指指尖碰触在一起。青蛙造型就摆好了。

6. 食指和拇指上下开合，就像是青蛙在张嘴说话一样。

蝴蝶

造型如下：

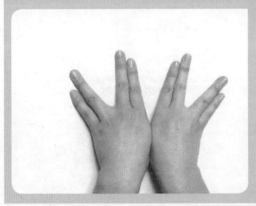

犀牛

造型如下：

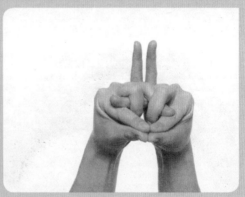

兔子

造型如下：

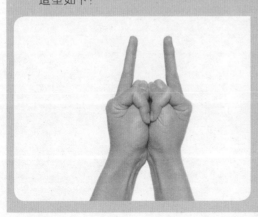

麻雀

造型如下：

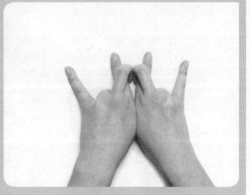

螃蟹

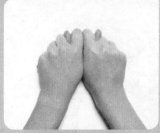 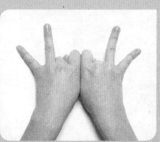 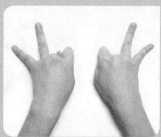

1. 双手握拳，食指贴合，放在桌上，拇指夹在食指与中指之间。

2. 双手无名指和小指向上笔直伸出，其余三指不动。

3. 双手分开，像是螃蟹在横向爬行。

蜘蛛

造型如下：

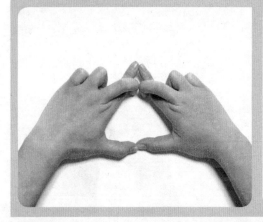

壁虎

造型如下：

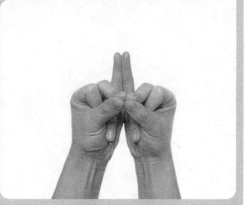

乌龟

造型如下：

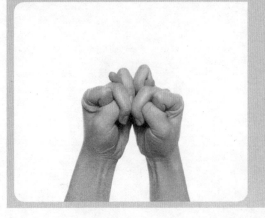

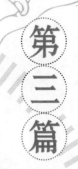

祛病养生
手指操

我们的手部和足部一样，布满了与人体器官紧密相连的经络穴位，当身体某个部位发生异常，手掌的相应部位也会发生变化。而且优势在于，手就像一面镜子可以随时看。"照镜子"——观察手的气、色、形的变化，可以及时了解器官情况，然后发现问题、解决问题，祛病养生就在你灵活的十指之间。

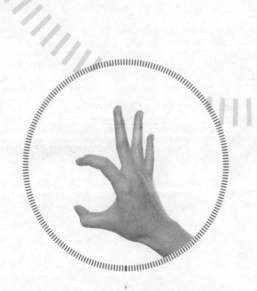

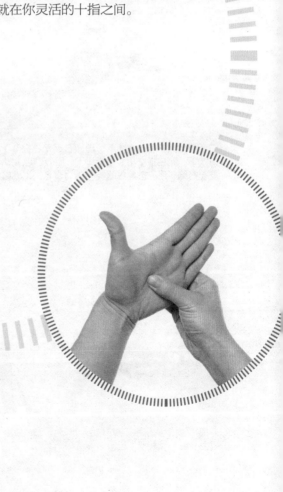

帕金森综合征

　　震颤麻痹又称为帕金森综合征，是一种影响患者活动能力的中枢神经系统慢性疾病，多发生在50岁以后，约3/4的患者起病于50～60岁之间，有家族史者起病年龄较轻。该综合征起病隐袭，缓慢进行性加重，以震颤、肌强直及运动徐缓为临床主要表现。

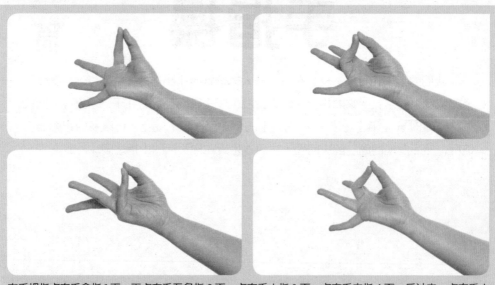

右手拇指点右手食指1下，再点右手无名指2下，点右手小指3下，点右手中指4下；反过来，点右手小指3下，无名指2下，食指1下。重复做以上动作16次以上。这类动作适合左右手一起来做，能够同时开发左右脑，还能够延缓脑神经组织衰老，延迟帕金森综合病，预防脑萎缩。

心绞痛

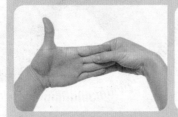

1. 右手拇指从左手中指开始，推摩至手心劳宫穴，并按压此穴90次以上。然后交换双手位置，完成相同次数。

2. 右手拇指按压左手中指中根穴36次以上，然后交换双手位置，完成相同次数。

心律不齐

　　"心律不齐"是指心跳或快或慢，超过了一般范围。心脏自律性异常或传导障碍引起的心动过速、心动过缓或心律不齐；精神紧张、大量吸烟、饮酒、喝浓茶或咖啡、过度疲劳、严重失眠等常为心律失常的诱发因素；心律失常特别多见于心脏病患者，也常发生在麻醉、手术中或手术后。此套动作同样适用于治疗冠心病。

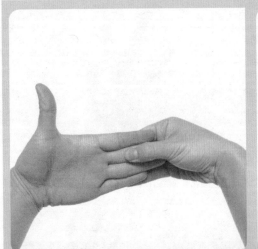

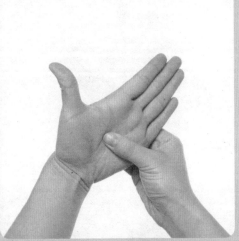

1. 右手拇指从左手中指开始，推摩至手心劳宫穴，并按压此穴 90 次以上。然后交换双手位置，完成相同次数。

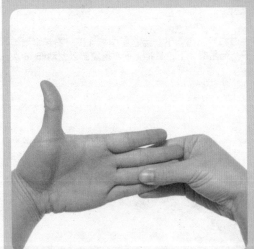

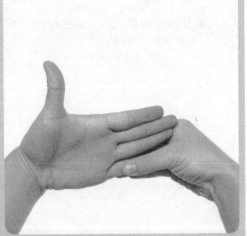

2. 右手推摩左手无名指 90 次以上，然后交换双手位置，完全相同次数。

3. 右手推摩左手小指 90 次以上，然后交换双手位置，完全相同次数。

高血压

临床上高血压可分为两类：一是原发性高血压，这是一种以血压升高为主要临床表现而病因尚未明确的独立疾病。二是继发性高血压，又称为症状性高血压，在这类疾病中病因明确，高血压仅是该种疾病的临床表现之一，血压可暂时性或持久性升高。

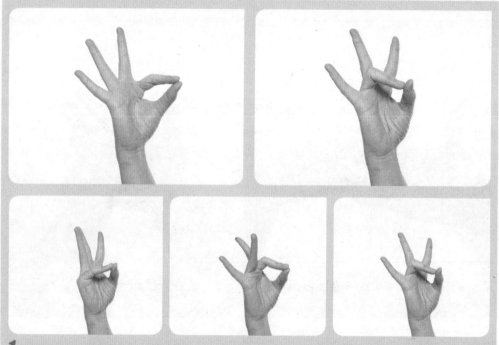

1. 右手拇指点右手食指 1 下，再点右手无名指 2 下，点右手小指 3 下，点右手中指 4 下，右手中指点拇指 5 下；反过来，拇指点右手中指 4 下，小指 3 下，无名指 2 下，食指 1 下。重复做以上动作 16 次以上。

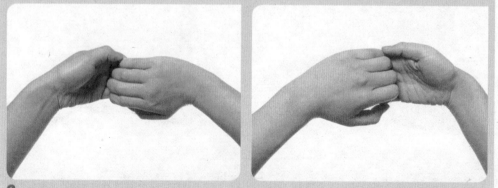

2. 双手四指并拢，弯曲相勾，并用力向两侧拉动手指。完成 16 次以后，交换双手位置，完成相同次数。

过敏症

过敏简单地说就是对某种或某些物质过敏。当你吃下、触到或吸入某种物质的时候，身体会产生过度的反应；导致这种反应的物质就是所谓的"过敏源"。在正常的情况下，身体会制造抗体用来保护身体不受疾病的侵害；但过敏者的身体却会将正常无害的物质误认为是有害的东西，产生抗体，这种物质就成为一种"过敏源"。

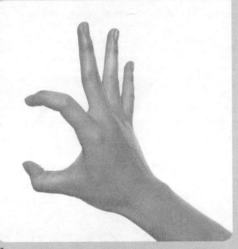

1. 右手拇指和食指各弯曲1次，伸直，两指同时弯曲，保持不动。

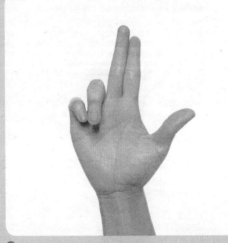

2. 右手小指和无名指同时弯曲1次，然后伸直。

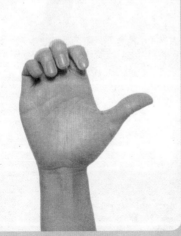

3. 右手除拇指外，四指同时弯曲1次，然后伸直。

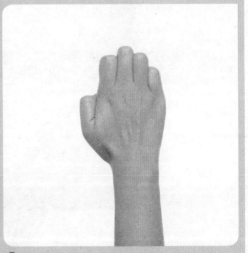

4. 右手五指同时弯曲1次，注意每次手指弯曲停顿3~5秒再伸直。

睡眠障碍

　　失眠是一种常见病，是指无法入睡或无法保持睡眠状态，导致睡眠不足，又称入睡和维持睡眠障碍(DIMS)，是由各种原因引起的入睡困难、睡眠深度或频度过短、早醒及睡眠时间不足或质量差等。失眠往往会给患者带来极大的痛苦和心理负担，又会因为滥用失眠药物而损伤身体其他方方面面。用手指操来治疗失眠，无副作用，不会产生其他身体伤害。

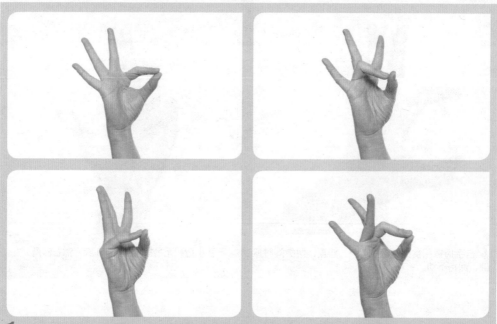

1. 右手拇指点右手食指1下，再点右手无名指2下，点右手小指3下，点右手中指4下；反过来，点右手小指3下，无名指2下，食指1下。重复做以上动作16次以上。这类动作适合左右手一起来做。

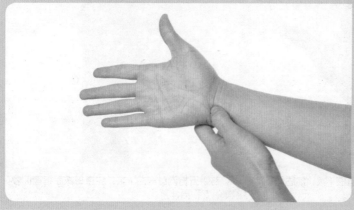

2. 按压神门穴，即手掌下方小圆骨第一横纹外侧的凹陷处。两手交替按压。

肾衰竭

肾衰竭是各种慢性肾脏疾病发展到后期引起的肾功能部分或者全部丧失的一种病理状态。肾衰竭可分为急性肾衰竭及慢性肾衰竭。急性肾衰竭的病情进展快速，通常是因肾脏血流供应不足（如外伤或烧伤）、肾脏因某种因素阻塞造成功能受损或是受到毒物的伤害，引起急性肾衰竭的产生。而慢性肾衰竭主要原因为长期的肾脏病变，随着时间及疾病的进行，肾脏的功能逐渐下降，造成肾衰竭的发生。

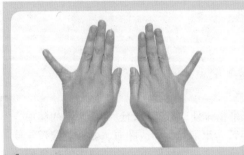 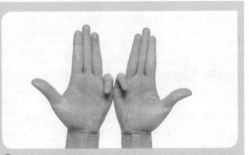

1. 双手小指同时向外侧打开，然后再同时向内侧。每个动作各进行 16 次。

2. 双手小指相贴，掌心朝向自己，双手小指同时弯曲。每个动作各进行 16 次。

痔疮

痔疮是一种位于肛门部位的常见疾病，任何年龄都可发病，但随着年龄增长，发病率逐渐增高。在我国，痔疮是最常见的肛肠疾病，素有"十男九痔""十女十痔"的说法。痔疮按发生部位的不同分为内痔、外痔、混合痔。

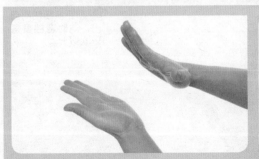 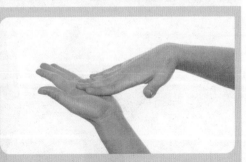

1. 双手互拍掌心 16～32 次。

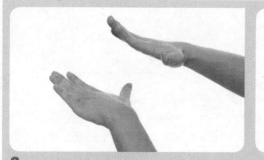 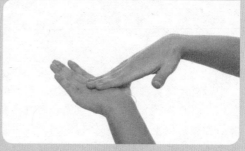

2. 双手互拍手背 16～32 次。

腹泻

腹泻是一种常见症状，俗称"拉肚子"，是指排便次数明显超过平日习惯的频率，粪质稀薄，水分增加，每日排便量超过200g，或含未消化食物或脓血、黏液。腹泻常伴有排便急迫感、肛门不适、失禁等症状。腹泻分急性和慢性两类。急性腹泻发病急剧，病程在2～3周之内。慢性腹泻指病程在两个月以上或间歇期在2～4周内的复发性腹泻。

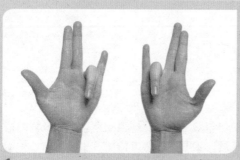 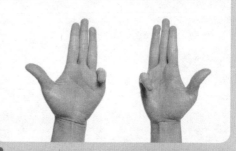

1. 双手掌心朝向自己，同时弯曲无名指 16 次以上。   **2.** 双手掌心朝向自己，同时弯曲小指 16 次以上。

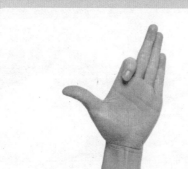

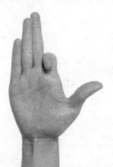

3. 双手掌心朝向自己，同时弯曲食指 16 次以上。

抑郁症

抑郁症又称抑郁障碍，以显著而持久的心境低落为主要临床特征，是心境障碍的主要类型。临床可见心境低落与其处境不相称，情绪的消沉可以从闷闷不乐到悲痛欲绝、自卑抑郁，甚至悲观厌世，可有自杀企图或行为。

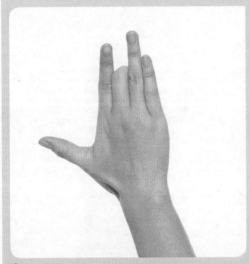

1. 中指弯曲1次，伸直，然后弯曲不动。两手同时进行。

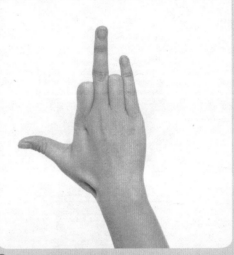

2. 接着，食指和无名指各弯曲1次，伸直，再弯曲，然后不动。

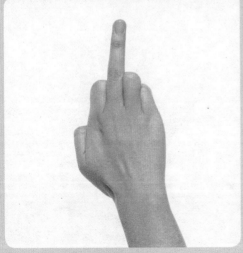

3. 除中指外，其余四指弯曲1次，伸直，然后不动。

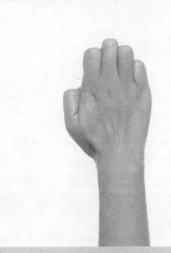

4. 除中指外，其余四指弯曲1次，伸直，然后中指再弯曲，伸直。最后五指一起弯曲，不动。

糖尿病

糖尿病是一组以高血糖为特征的代谢性疾病。高血糖则是由于胰岛素分泌缺陷或其生物作用受损，或两者兼有引起。糖尿病长期存在的高血糖，导致各种组织，特别是眼、肾、心脏、血管、神经的慢性损害、功能障碍。

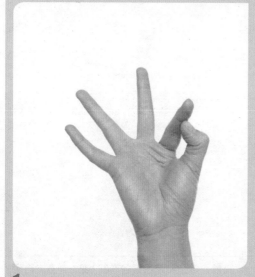

1. 拇指点压食指第一指节横纹1次。两手同时进行。

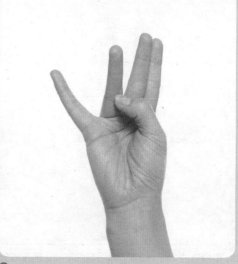

2. 拇指点压无名指第二指节横纹2次。

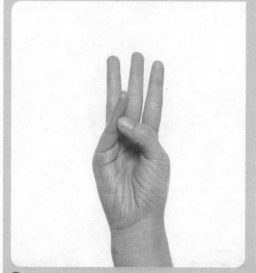

3. 拇指点压小指第一指节横纹3次。

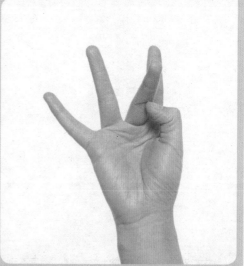

4. 拇指点压中指第二指节横纹4次。

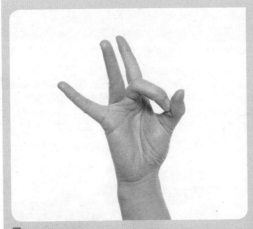

5. 中指点压拇指关节横纹 5 次。

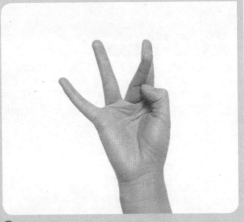

6. 拇指点压中指第二指节横纹 4 次。

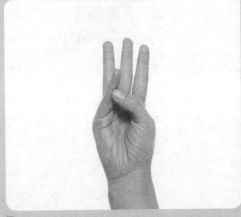

7. 拇指点压小指第一指节横纹 3 次。

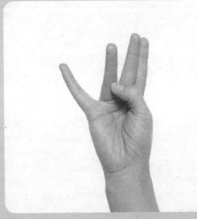

8. 拇指点压无名指第二指节横纹 2 次。

9. 拇指点压食指第一指节横纹 1 次。

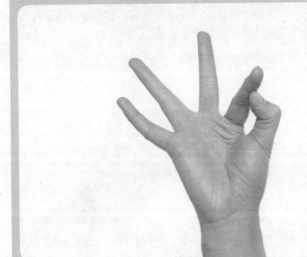

恶心呕吐

恶心呕吐是一种很复杂的发射活动，人体通过恶心呕吐排除胃部不适食物而起到对自己身体的一定的保护作用。此节介绍由消化不良引起的恶心呕吐。

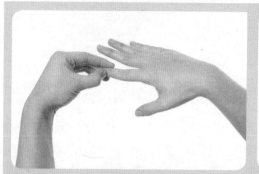

1. 按压食指上商阳穴。

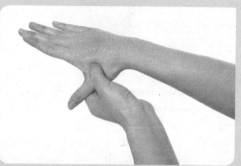

2. 按压虎口处合谷穴。

脑卒中

中风学名脑卒中，是一种突然起病的脑血液循环障碍性疾病，又叫脑血管意外。是指在脑血管疾病的病人，因各种诱发因素引起脑内动脉狭窄、闭塞或破裂，而造成急性脑血液循环障碍，临床上表现为一次性或永久性脑功能障碍的症状和体征。脑卒中分为缺血性脑卒中和出血性脑卒中。此套动作同样可以治疗头痛头晕等症状。

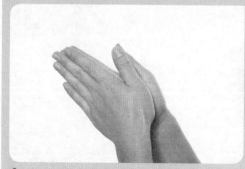

1. 双手手指并拢，掌心相贴。

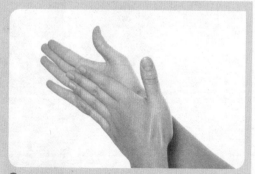

2. 左手位置不动，右手向前搓动，直到左手手指尖贴在右手掌心处。

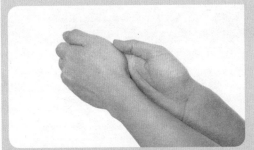

3. 左手手指弯曲，与右手指尖相碰。

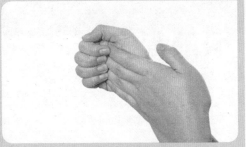

4. 左手完成与右手相同的动作。双手各完成动作 16 次以上。

便秘

便秘是临床常见的复杂症状，而不是一种疾病，主要表现为排便次数减少、粪便量减少、粪便干结、排便费力等。必须结合粪便的性状、本人平时排便习惯和排便有无困难做出有无便秘的判断。如超过6个月即为慢性便秘。

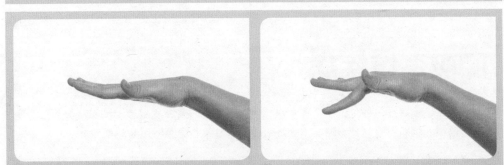

1. 身体站直，或端坐，双手手臂向前伸直。手心向下。

2. 食指用力向下压，其他手指位置不动。

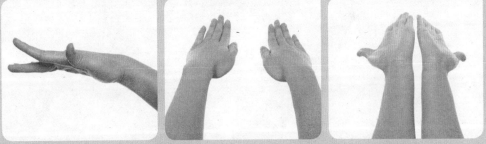

3. 食指用力向上抬起，其他手指位置不动。

4. 双手向前笔直伸出，手心朝下。

5. 双手掌心尽量向外翻转至最大。

腰酸背痛

腰酸背痛是指脊椎骨和关节及其周围软组织等病损的一种症状。常用以形容劳累过度。

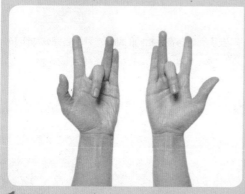

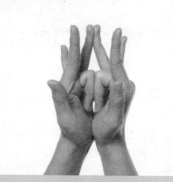

1. 双手掌心朝向自己，中指用力向下弯曲至掌心。

2. 双手掌心相对，两根中指指节用力相抵。伴随深呼吸。

呼吸系统疾病

呼吸系统疾病是一种常见病、多发病，主要病变在气管、支气管、肺部及胸腔，病变轻者多咳嗽、胸痛、呼吸受影响，重者呼吸困难、缺氧，甚至呼吸衰竭而致死。

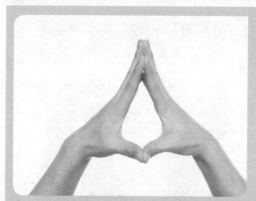

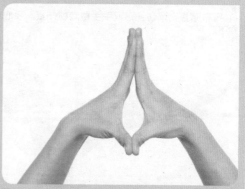

1. 双手指尖相对。

2. 双手用力相压，虎口张开至最大，注意手掌不要贴合。

日常工作
手指操

手指动作给予脑部的刺激，比身体其他部位还有效，这已经是无可置疑的事实。而擅于精巧手工作业的达人，或是将脑部的创造和手部的描写力运用自如的画家等，都没有失智的情况，这也跟用手指持续给予脑部刺激有关。因此，利用闲余时间，尝试简单有趣的手指操可用来提升智能、学业、记忆力并有效预防失智症。

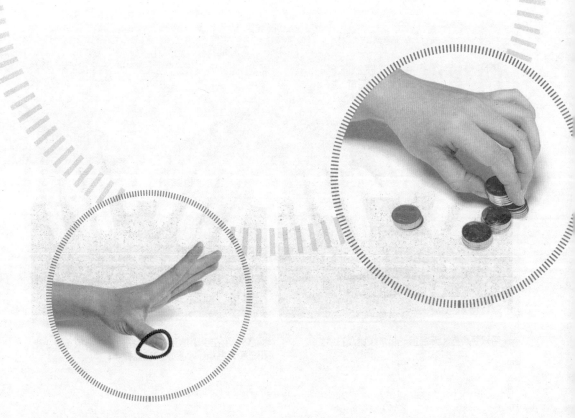

一根手指按键盘

用不常用到的无名指和小指来按键盘打字。活动不常用的手指能够增加大脑的血流量。
注意：按键盘要用手指肚，不要用手指尖。

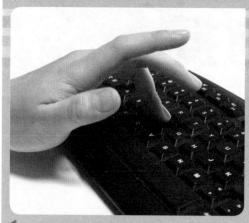

1. 用左手无名指来按键盘打字。

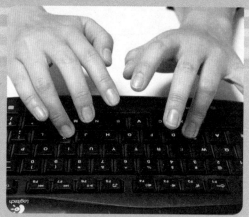

2. 用双手无名指来按键盘打字。

两指键盘连打

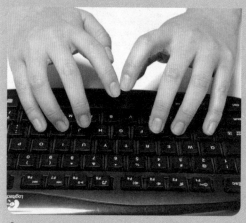

1. 用双手小指和无名指一起来按键盘打字。

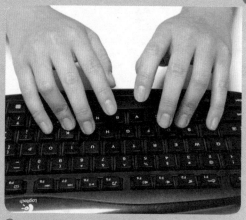

2. 交替用左手小指和右手无名指、小指或右手小指和左手无名指、小指来按键盘打字。

两根手指连夹子

用两根手指将夹子首尾相连，每次用不同的两个手指连夹子，把夹子连得越长越好。

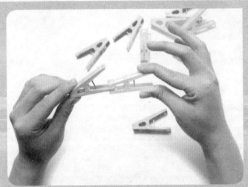

1. 左手拇指和食指捏住夹子一端不动，右手拇指和食指连夹子。

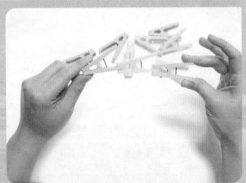

2. 右手拇指和中指连夹子。

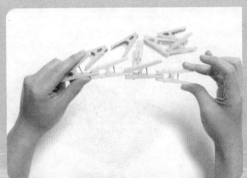

3. 右手拇指和无名指连夹子。

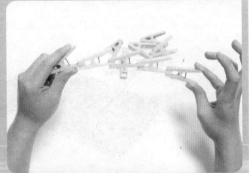

4. 右手拇指和小指连夹子。

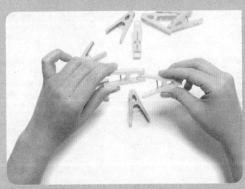

5. 右手握住夹子一端，左手拇指和食指连夹子。

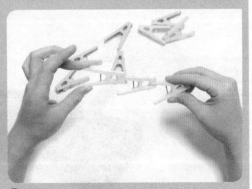

6. 左手拇指和中指连夹子。

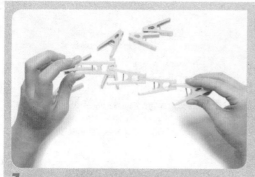

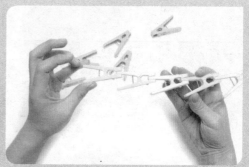

7. 左手拇指和无名指连夹子。

8. 左手拇指和小指连夹子。

五指按计算器

用不常用的手指按计算器，试着从1加到10。注意：不要按得过快，但求能够按得准确。

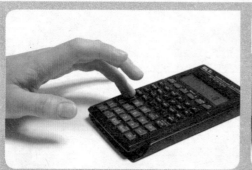

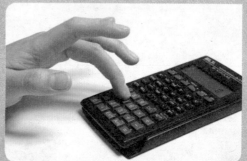

1. 用无名指按计算器，从1加到10。

2. 用中指按计算器，从1加到10。

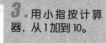

3. 用小指按计算器，从1加到10。

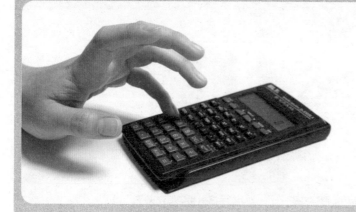

双手写数字

双手同时拿笔，在纸上用不同的方式写相同的数字，此时需要高度集中注意力。注意不要求速度快，而且要求准确，两边的数字最好大小一致。

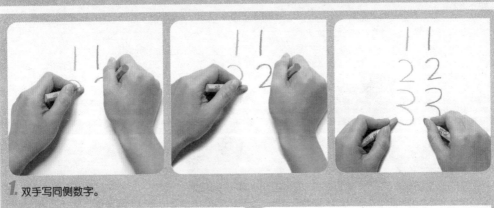

1. 双手写同侧数字。

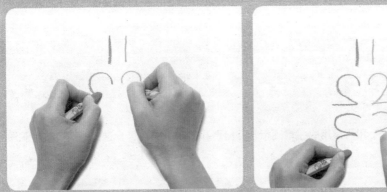

2. 双手写镜像数字。

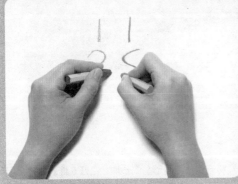

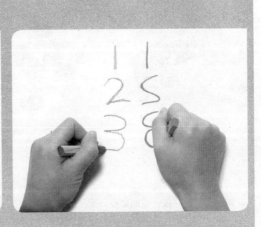

3. 双手写相反方向数字。

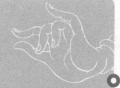

写镜像汉字

写镜像汉字，就是换个方向写汉字，像左撇子一样，还有就是双手同时从不同方向写汉字，这种练习能够让大脑充分活跃起来。注意：不要写得很快，要保证横平竖直。如下图：

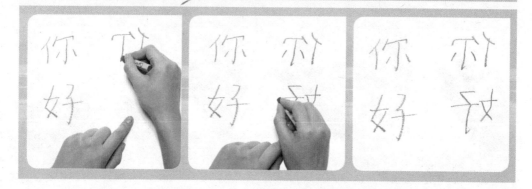

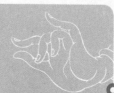

单手堆硬币

交替使用常用的手和不常用的手堆硬币，并出声数出硬币的数量，这样能够有效地刺激大脑，让大脑活跃。

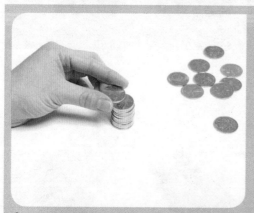

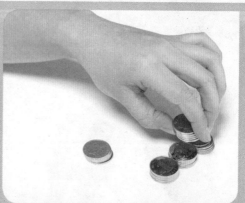

1. 将一元硬币一枚一枚地堆在一起，注意要堆得整齐，在堆的过程中要注意大声数出硬币的数量。尽量将硬币垒得直而高。

2. 将五个一元硬币垒成一堆，垒好 5 堆后，将它们堆成一个大的硬币塔，如图。

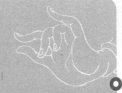

双手画图形

　　双手各拿一支笔，在纸上同时画出不一样的图形，如一手画圆，一手画方，还可以一手画圆，一手画三角形。这样能够同时开发左右脑。如果一开始画不好，可以在事先画好的图形进行描边练习，等熟练后再自己画。如下图：

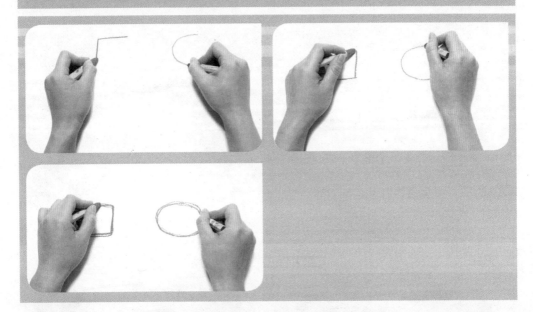

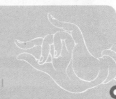

换手拿筷子

　　用不常用的手拿筷子，试着夹起各种东西，能够有效地刺激大脑。注意：拿筷子的方法要正确，可以从简单的东西开始夹，循序渐进。如下图：

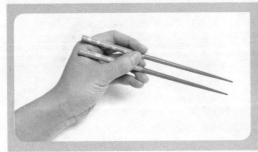

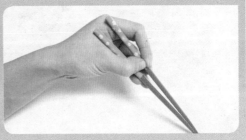

拆装圆珠笔

将圆珠笔拆了又装，是个能够锻炼手部灵巧度和记忆力的训练。拆装熟练后，可以用秒表来计算时间，挑战最短拆装纪录。

首先，找到一支圆珠笔。记住它原有的形状，然后开始对其拆装。步骤如下：

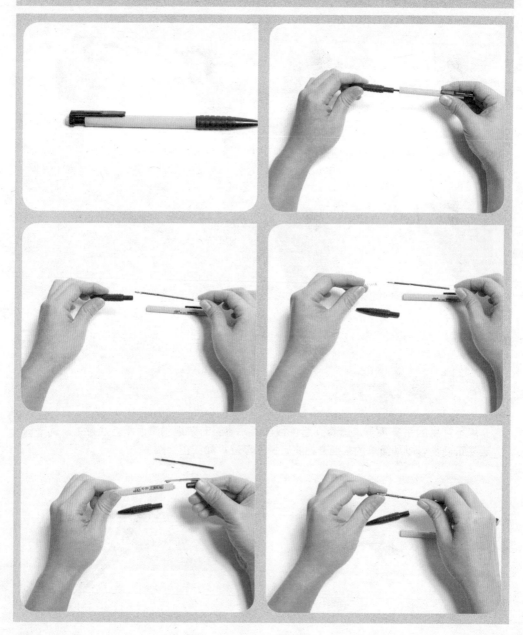

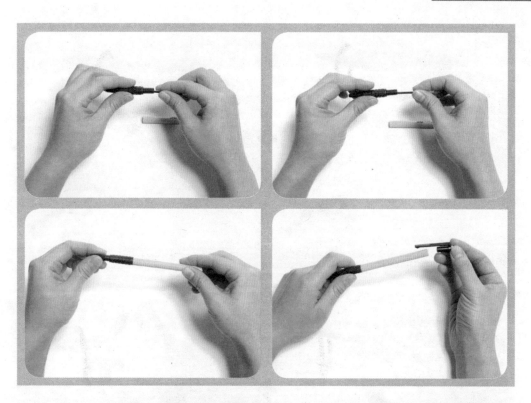

手指移动橡皮筋

　　将橡皮筋套在一根手指上，然后把橡皮筋从一根手指移动到另一根手指。移动时，要注意不要让橡皮筋掉下来。橡皮筋越靠近指尖，越容易完成动作。

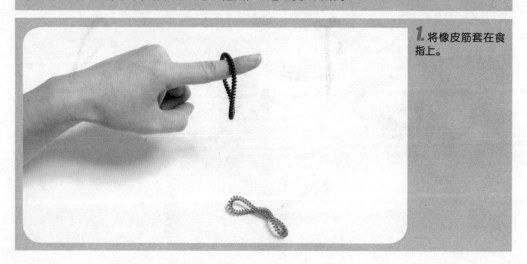

1. 将橡皮筋套在食指上。

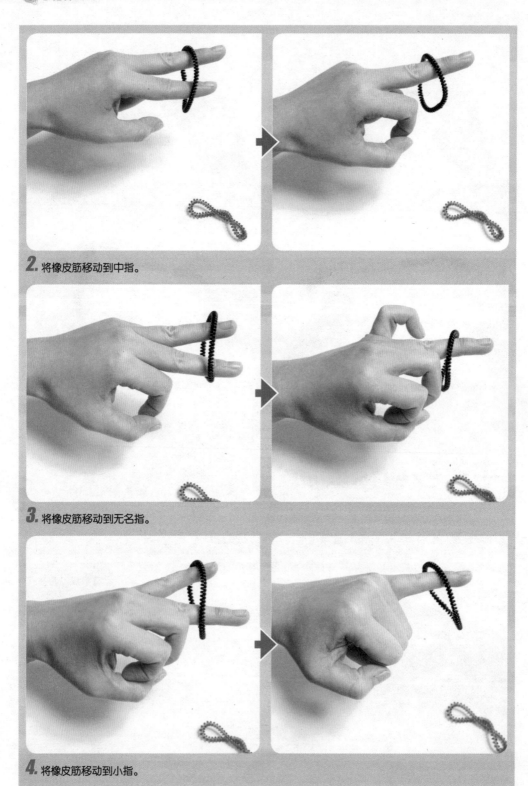

2. 将橡皮筋移动到中指。

3. 将橡皮筋移动到无名指。

4. 将橡皮筋移动到小指。

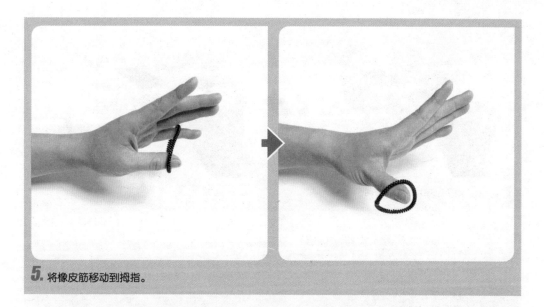

5. 将橡皮筋移动到拇指。

给格子上色

在一张白纸上，用铅笔和尺子随意画出多条横线和竖线，并在这些横线和竖线交错形成的格子里涂上不同的颜色。注意，相邻格子里尽量不要涂相同颜色。涂色时可以用平时不常用的手来涂。尽量不要涂出格子边框。

这项游戏可以锻炼手的精细活动能力。

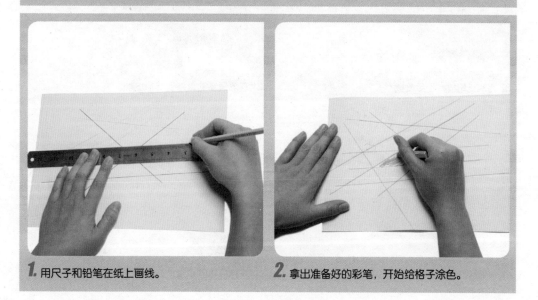

1. 用尺子和铅笔在纸上画线。

2. 拿出准备好的彩笔，开始给格子涂色。

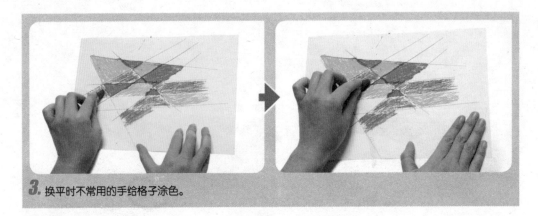

3. 换平时不常用的手给格子涂色。

笔放手指上

将圆珠笔或钢笔放在手指上方，并保持笔的平衡，不掉下来，这是一项很难的练习。找到窍门后，会变得容易很多，最后，在左右手上各放一支笔，看看能不能让两支笔同时保持平衡。

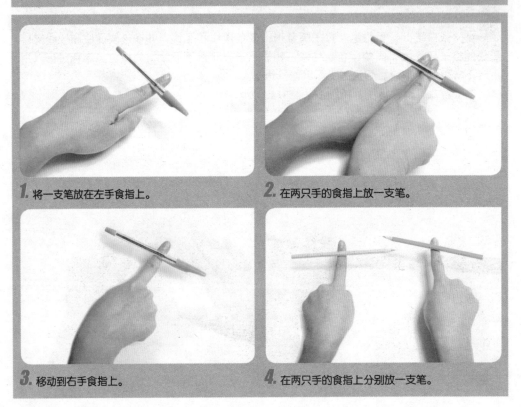

1. 将一支笔放在左手食指上。

2. 在两只手的食指上放一支笔。

3. 移动到右手食指上。

4. 在两只手的食指上分别放一支笔。

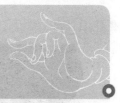

学习打手语

你好

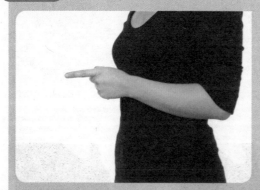
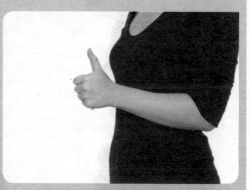

早上好

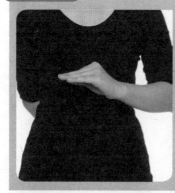
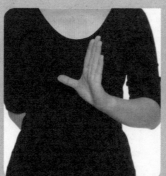
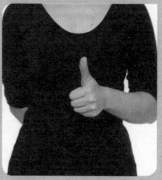

晚上好

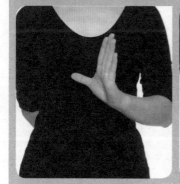
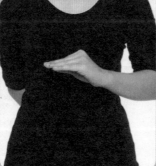
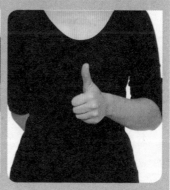

谢谢

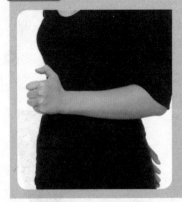

我爱你

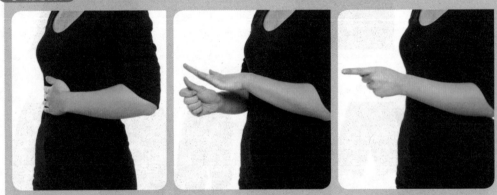

改善记忆
手指操

掌控手指运动的脑部运动区范围非常广泛，本篇介绍的手指操能够最大限度地运用脑部。对一些阿尔兹海默症初期的患者来说这些手指操能够让最常发生病变的额叶、颞叶等区域产生明显的活化情况。

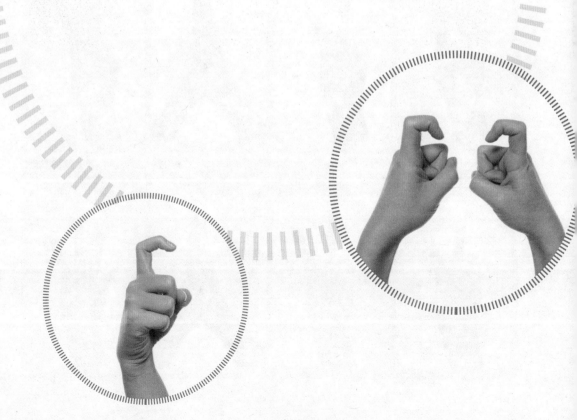

乘法口诀手指操

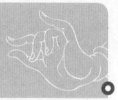

一一得一

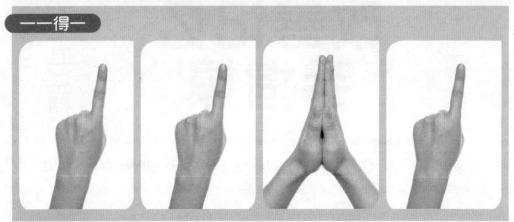

一二得二

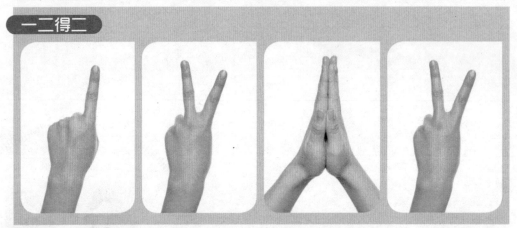

二二得四

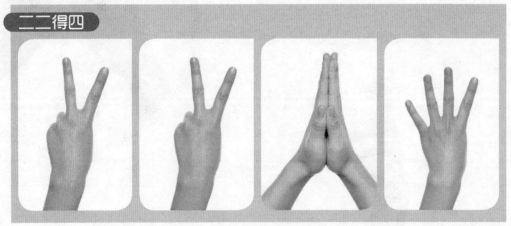

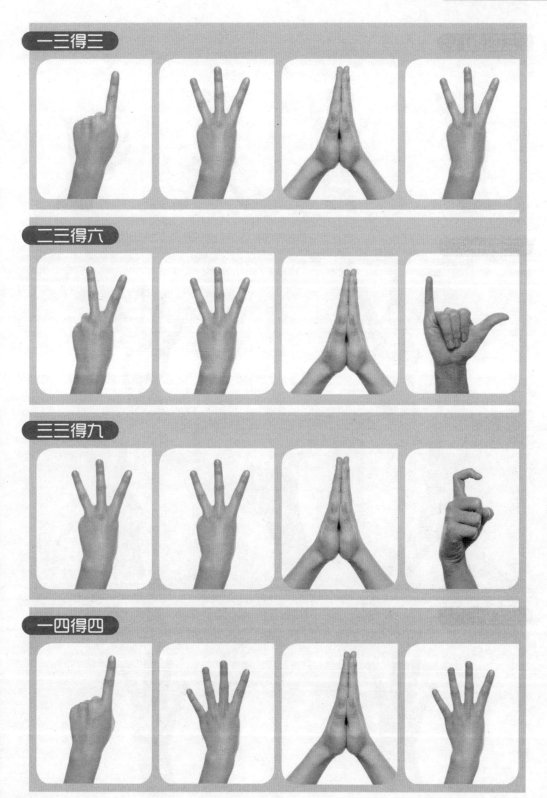

一三得三

二三得六

三三得九

一四得四

二四得八

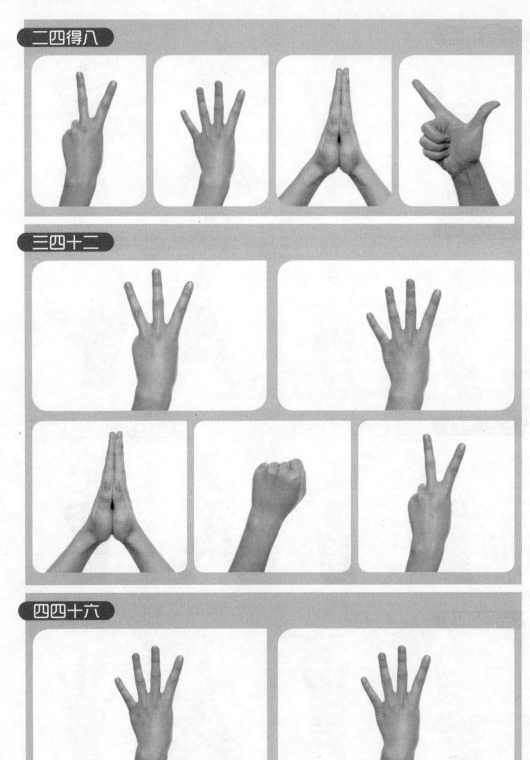

三四十二

四四十六

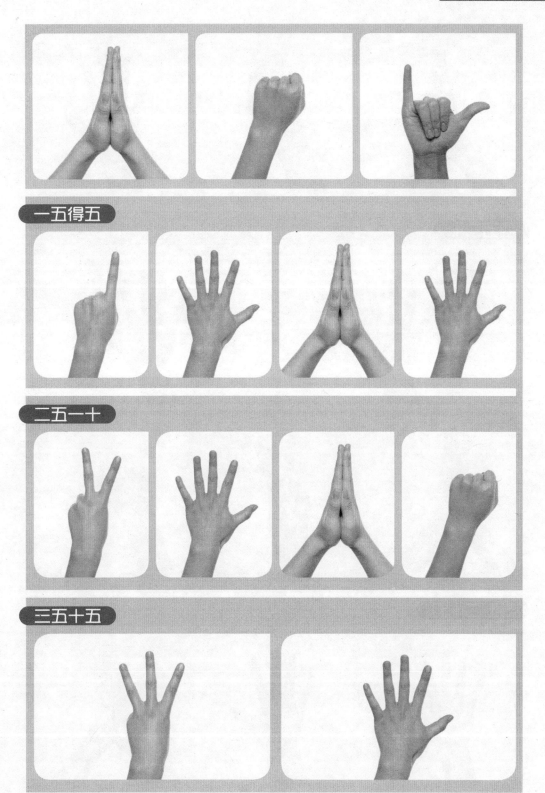

一五得五

二五一十

三五十五

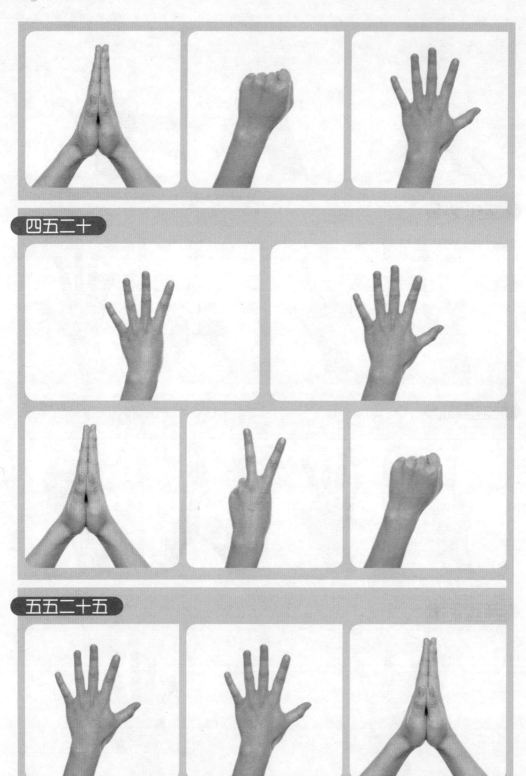

四五二十

五五二十五

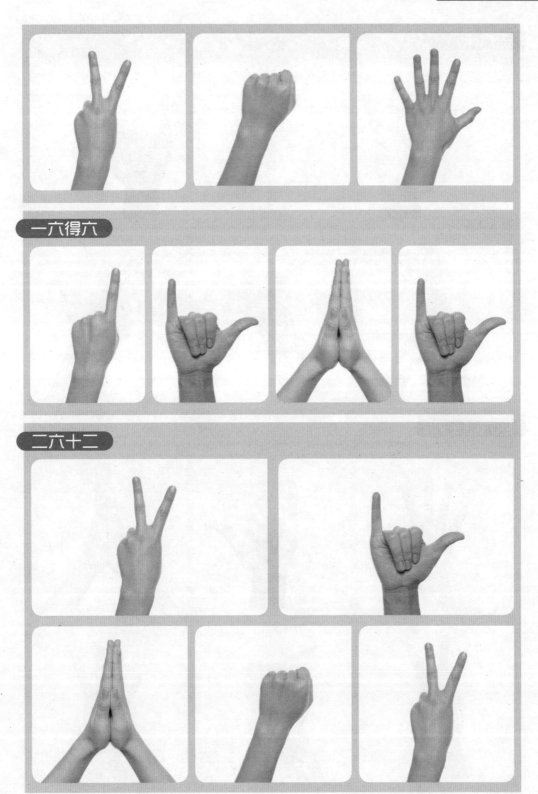

一六得六

二六十二

三六十八

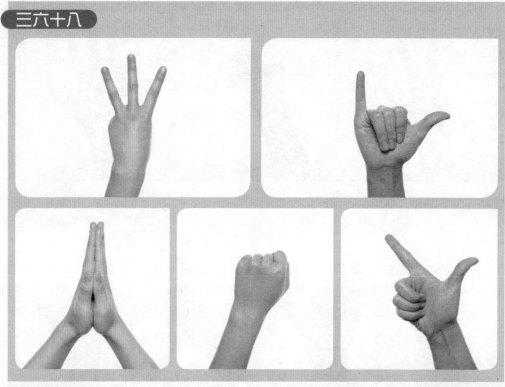

四六二十四

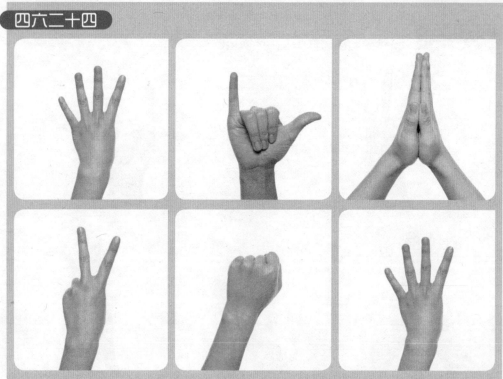

五六三十

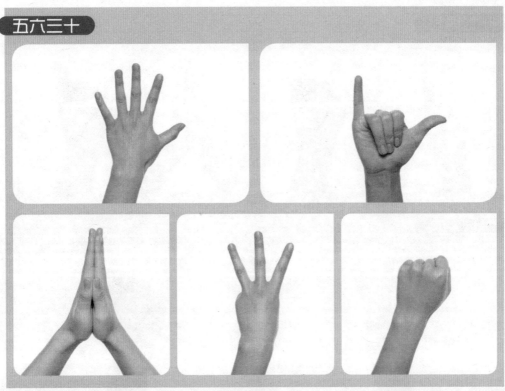

六六三十六

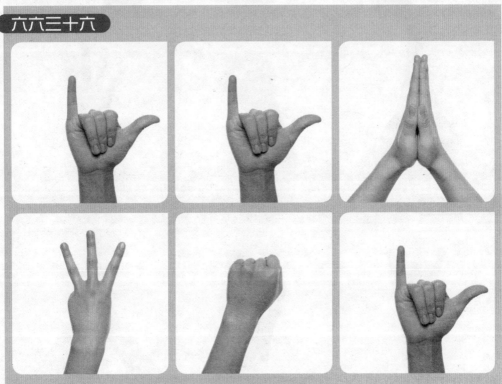

一七得七

二七十四

三七二十一

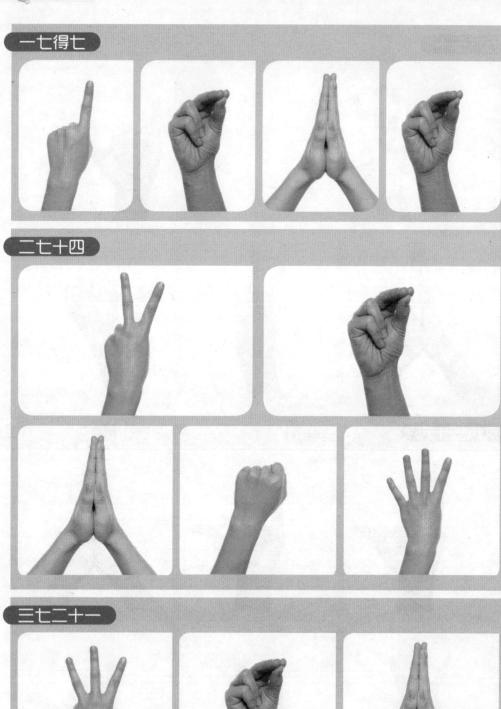

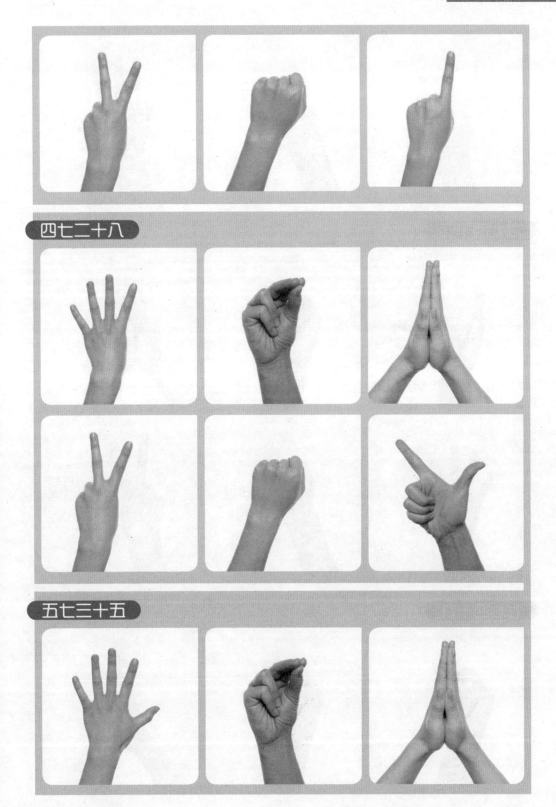

四七二十八

五七三十五

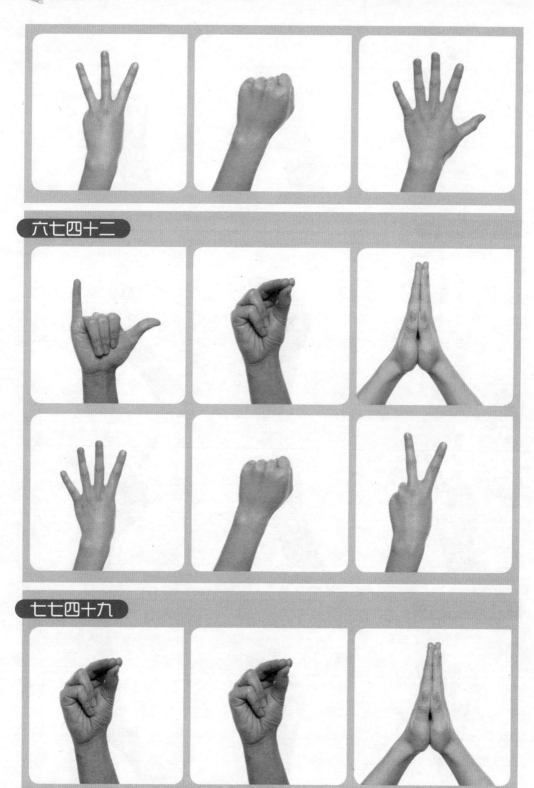

六七四十二

七七四十九

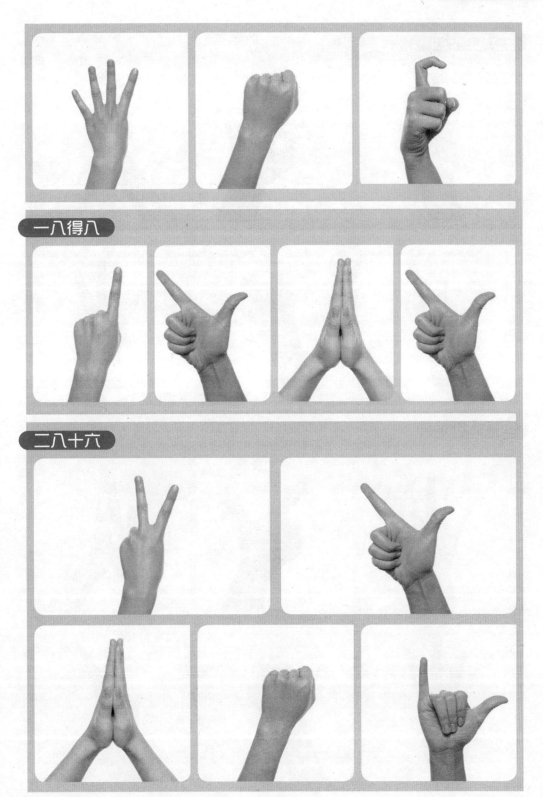

一八得八

二八十六

三八二十四

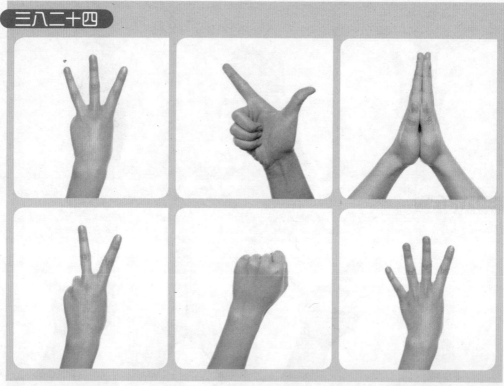

四八三十二

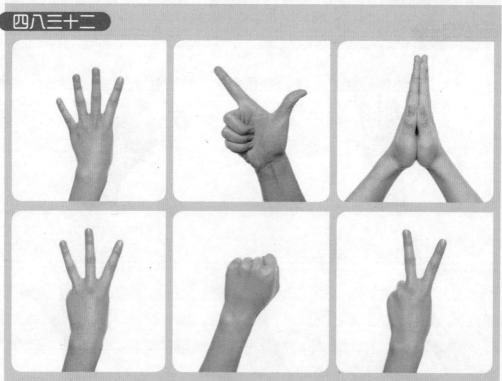

五八四十

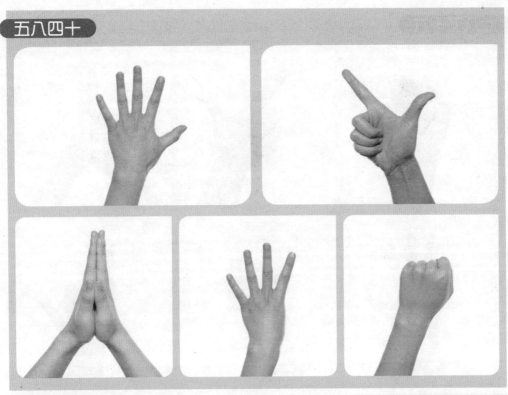

六八四十八

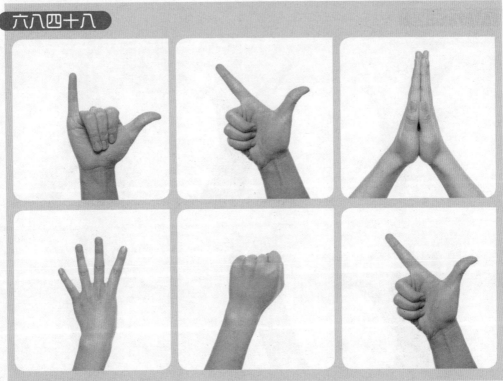

七八五十六

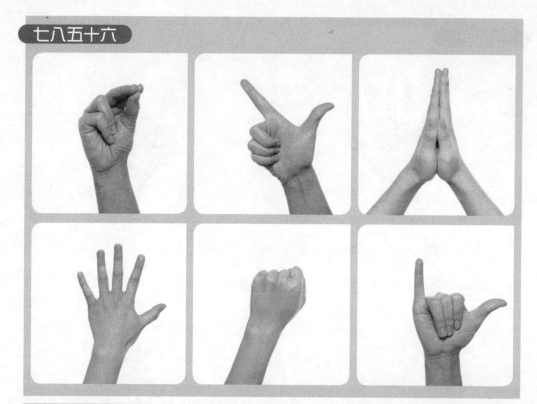

八八六十四

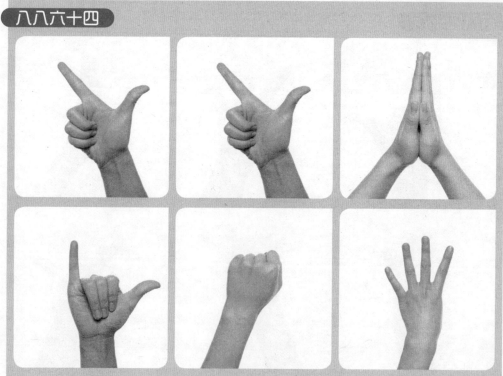

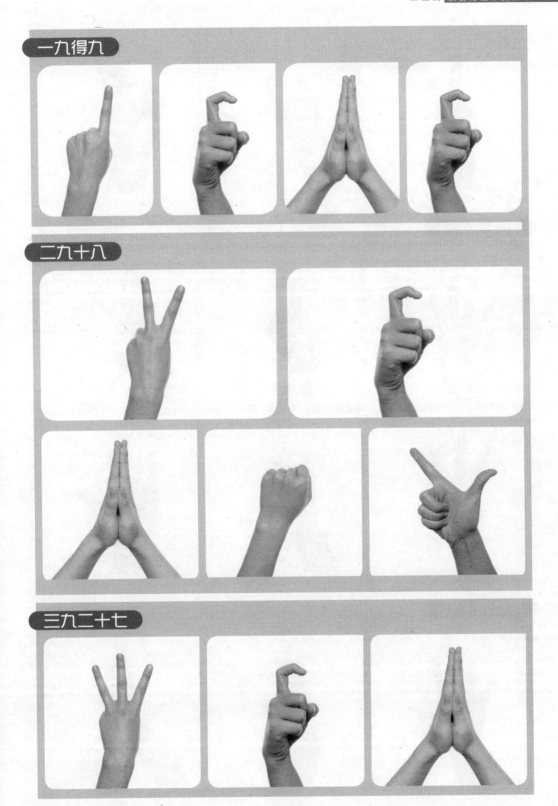

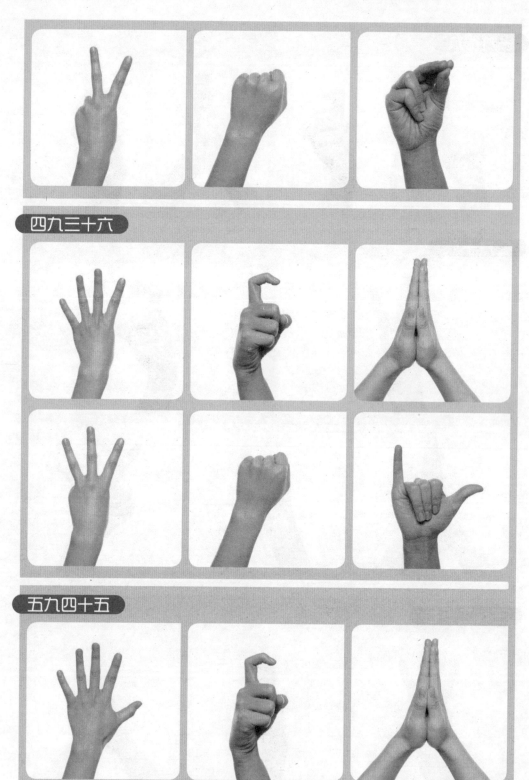

四九三十六

五九四十五

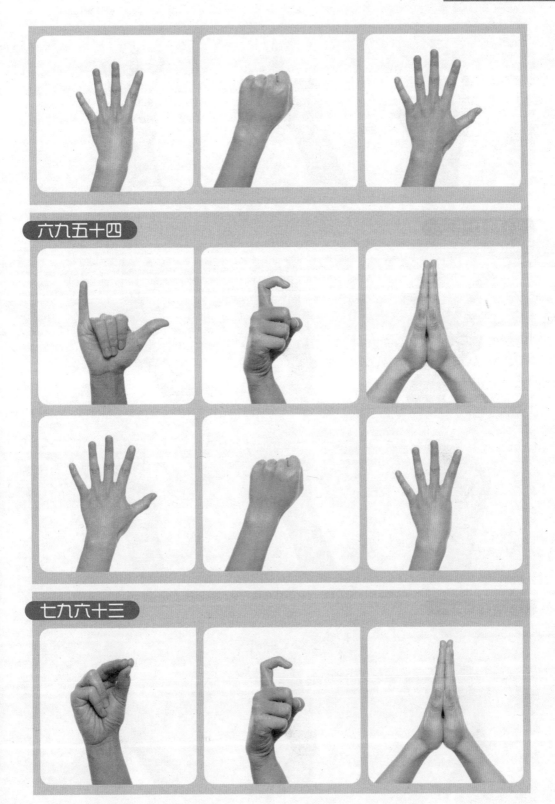

六九五十四

七九六十三

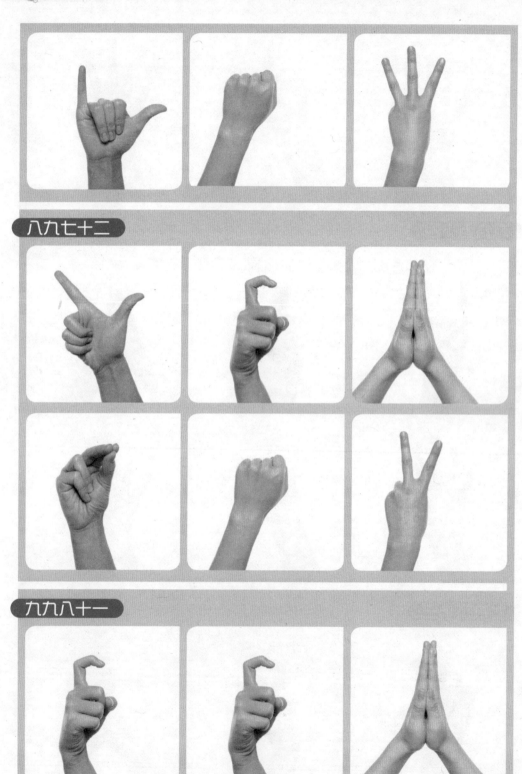

八九七十二

九九八十一

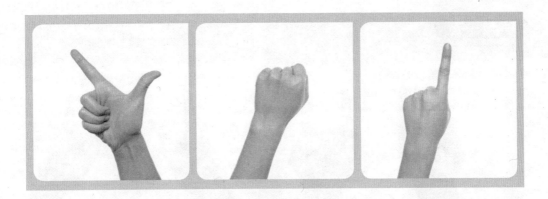

成语手指操

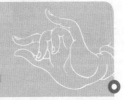

一心一意

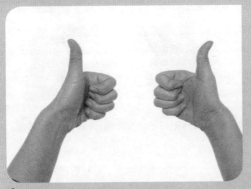

1. 双手伸出大拇指，停顿2秒再收回。

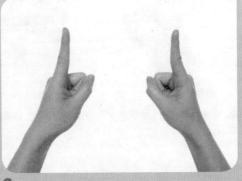

2. 双手食指伸出，停顿2秒再收回。

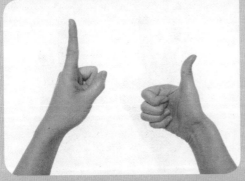

3. 左手食指、右手拇指同时伸出，停顿2秒再收回。

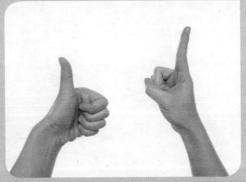

4. 左手拇指、右手食指同时伸出，停顿2秒再收回。

一点一滴

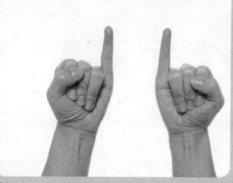

1. 双手小指同时伸出，停顿 2 秒再收回。

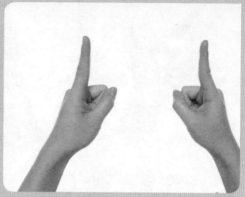

2. 双手食指伸出，停顿 2 秒再收回。

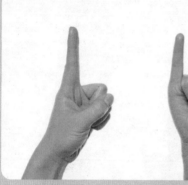

3. 左手食指伸出，同时右手小指伸出，停顿 2 秒再收回。

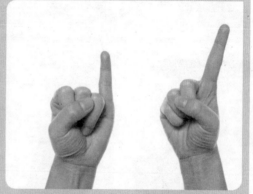

4. 左手小指伸出，右手食指伸出，停顿 2 秒再收回。

数一数二

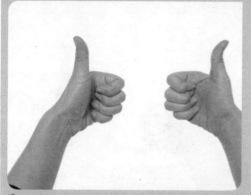

1. 双手拇指同时伸出，停顿 2 秒再收回。

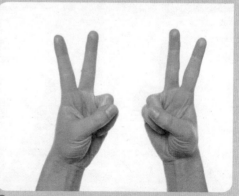

2. 双手食指和中指同时伸出，停顿 2 秒再收回。

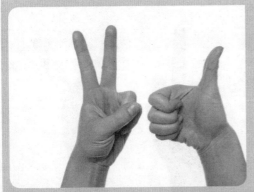 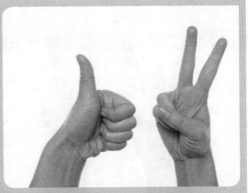

3. 左手食指、中指伸出，同时右手拇指伸出，停顿2秒再收回。

4. 左手拇指伸出，同时右手食指、中指伸出，停顿2秒再收回。

一心二用

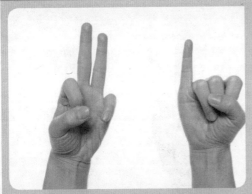 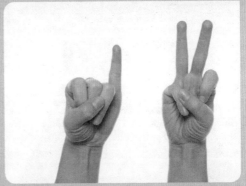

1. 左手中指和无名指伸出，同时右手小指伸出，停顿2秒再收回。

2. 左手小指伸出，同时右手中指和无名指伸出，停顿2秒再收回。

一分为二

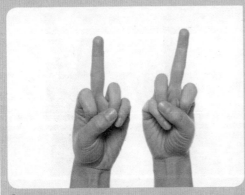 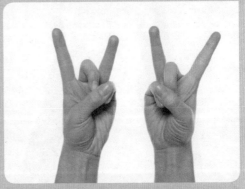

1. 双手中指同时伸出，停顿2秒再收回。

2. 双手食指和无名指同时伸出，停顿2秒再收回。

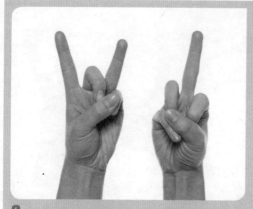 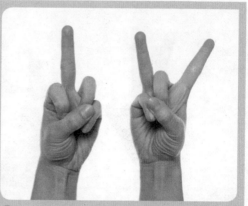

3. 左手食指和无名指伸出，同时右手中指伸出，停顿2秒再收回。

4. 左手中指伸出，同时右手食指和无名指伸出，停顿2秒再收回。

一干二净

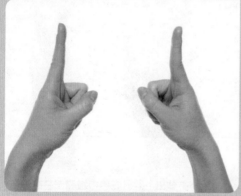 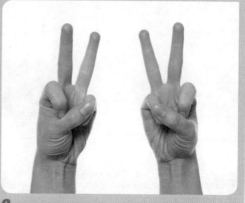

1. 双手握拳，掌心相对，双手食指同时伸出，停顿2秒再收回。

2. 双手掌心朝向身体，双手中指和无名指同时伸出，停顿2秒再收回。

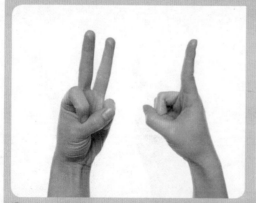 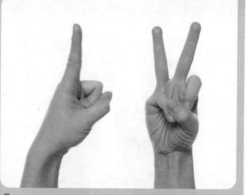

3. 左手中指和无名指伸出，同时右手食指伸出，停顿2秒再收回。

4. 左手食指伸出，同时右手中指和无名指伸出，停顿2秒再收回。

一波三折

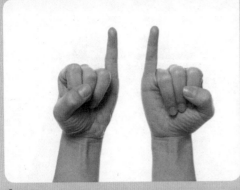

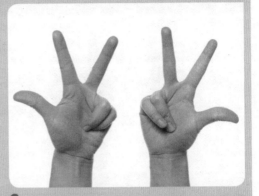

1. 双手握拳，掌心朝向身体，双手小指同时伸出，停顿 2 秒再收回。

2. 双手拇指、食指和中指同时伸出，停顿 2 秒再收回。

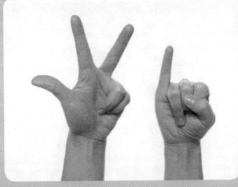

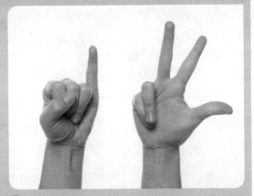

3. 左手拇指、食指和中指伸出，同时右手小指伸出，停顿 2 秒再收回。

4. 左手小指伸出，同时右手拇指、食指和中指伸出，停顿 2 秒再收回。

一年四季

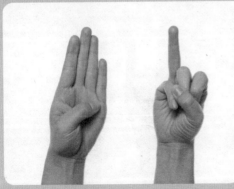

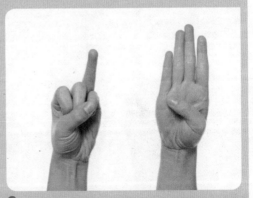

1. 双手握拳，掌心朝向身体，左手除拇指外四指伸出，同时右手无名指伸出，停顿 2 秒再收回。

2. 左手无名指伸出，同时右手除拇指外四指伸出，停顿 2 秒再收回。

一言九鼎

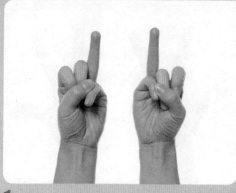

1. 双手握拳，掌心朝向身体，双手无名指同时伸出，停顿2秒再收回。

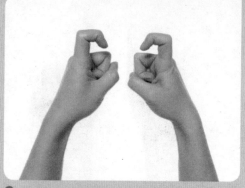

2. 双手握拳，掌心相对，双手食指伸出，弯曲，停顿2秒再收回。

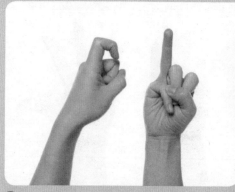

3. 左手食指伸出，弯曲，同时右手无名指伸出，停顿2秒再收回。

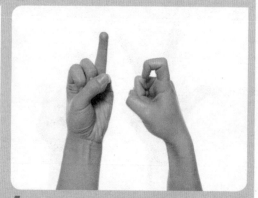

4. 左手无名指伸出，同时右手食指伸出，弯曲，停顿2秒再收回。

以一当十

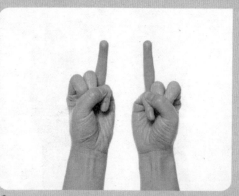

1. 双手握拳，掌心朝向身体，双手无名指同时伸出，停顿2秒再收回。

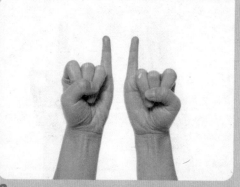

2. 双手握拳，掌心朝向身体，双手小指同时伸出，停顿2秒再收回。

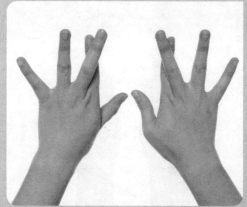 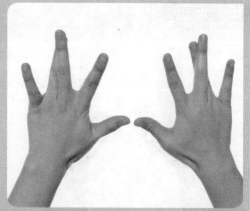

3. 双手张开，掌心朝外，双手中指分别压向食指，停顿2秒再收回。

4. 双手张开，掌心朝外，双手中指分别压向无名指，停顿2秒再收回。

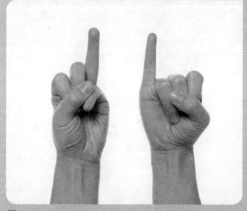 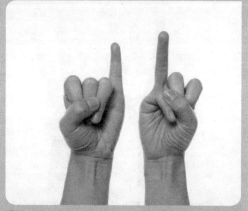

5. 左手无名指伸出，同时右手小指伸出，停顿2秒再收回。

6. 左手小指伸出，同时右手无名指伸出，停顿2秒再收回。

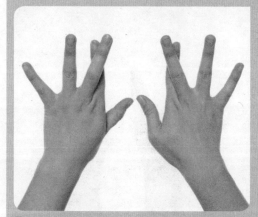 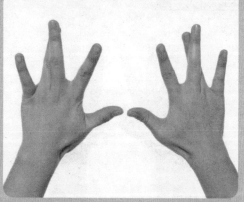

7. 双手张开，掌心朝外，双手中指分别压向食指，停顿2秒再收回。

8. 双手张开，掌心朝外，双手中指分别压向无名指，停顿2秒再收回。

接二连三

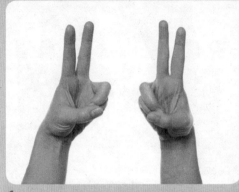

1. 双手握拳，掌心朝内，双手食指和中指同时伸出，停顿2秒再收回。

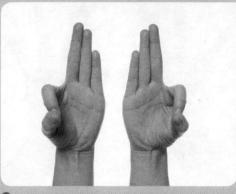

2. 双手中指、无名指和小指同时伸出，三指并拢，停顿2秒再收回。

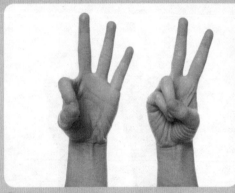

3. 左手中指、无名指和小指伸出，同时右手食指和中指伸出，停顿2秒再收回。

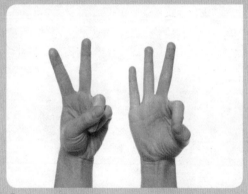

4. 左手食指和中指伸出，同时右手中指、无名指和小指伸出，停顿2秒再收回。

三长两短

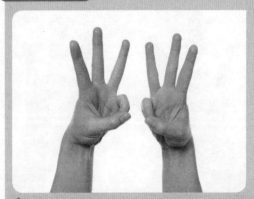

1. 双手食指、中指和无名指同时伸出，停顿2秒再收回。

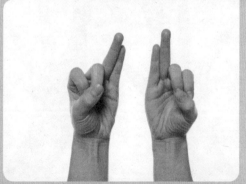

2. 双手无名指和小指同时伸出，停顿2秒再收回。

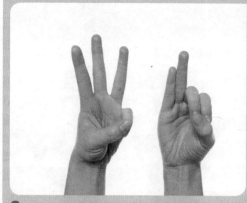 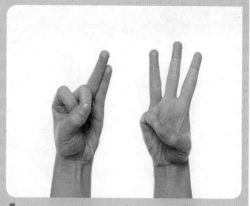

3. 左手食指、中指和无名指伸出，同时右手无名指和小指伸出，停顿 2 秒再收回。

4. 左手无名指和小指伸出，同时右手食指、中指和无名指伸出，停顿 2 秒再收回。

丢三落四

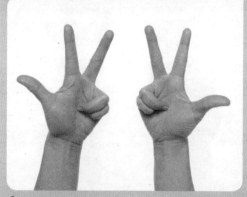 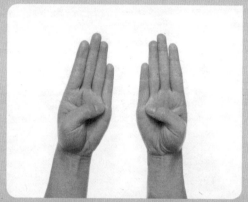

1. 双手握拳，掌心朝内，双手拇指、食指和中指同时伸出，停顿 2 秒再收回。

2. 双手除拇指外四指同时伸出，停顿 2 秒再收回。

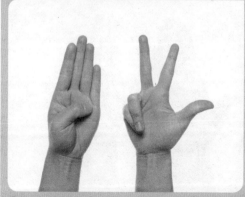 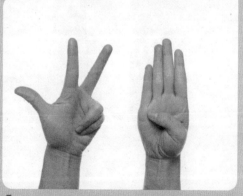

3. 左手除拇指外四指伸出，同时右手拇指、食指和中指伸出，停顿 2 秒再收回。

4. 左手拇指、食指和中指伸出，同时左手除拇指外四指伸出，停顿 2 秒再收回。

三伸五申

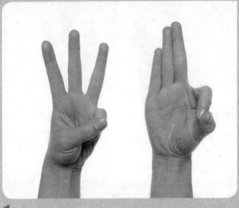

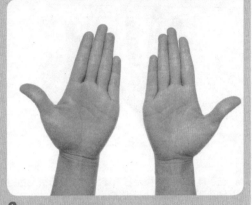

1. 左手伸出食指、中指和无名指，同时右手伸出中指、无名指和小指，停顿2秒再收回。

2. 双手五指同时伸出，掌心朝内，停顿2秒再收回。

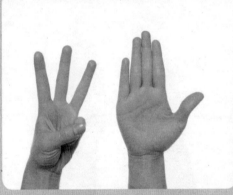

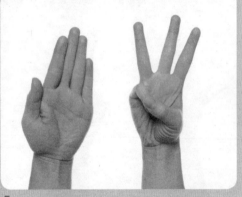

3. 左手伸出食指、中指和无名指，同时右手五指伸出，停顿2秒再收回。

4. 左手五指伸出，同时右手食指、中指和无名指伸出，停顿2秒再收回。

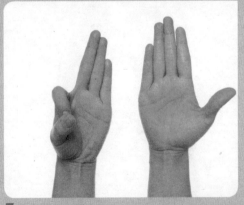

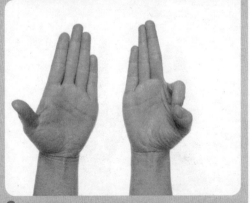

5. 左手中指、无名指和小指伸出，同时右手五指伸出，停顿2秒再收回。

6. 左手五指伸出，同时右手中指、无名指和小指伸出，停顿2秒再收回。

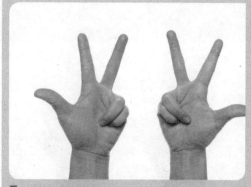
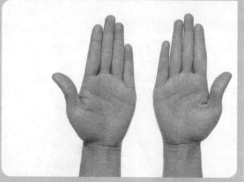

7. 双手拇指、食指和中指同时伸出，停顿 2 秒再收回。

8. 双手五指同时伸出，停顿 2 秒再收回。

三头六臂

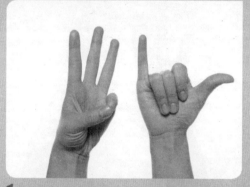
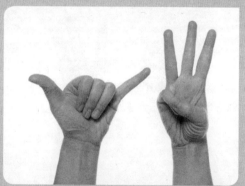

1. 双手握拳，掌心朝内，左手食指、中指和无名指伸出，同时右手小指和拇指伸出，停顿 2 秒再收回。

2. 左手拇指和小指伸出，同时右手食指、中指和无名指伸出，停顿 2 秒再收回。

三教九流

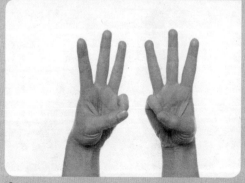
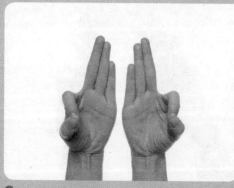

1. 双手同时伸出食指、中指和无名指，停顿 2 秒再收回。

2. 双手同时伸出中指、无名指和小指，停顿 2 秒再收回。

手指操大全

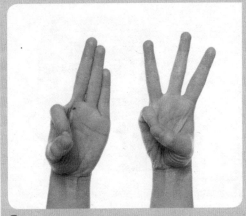 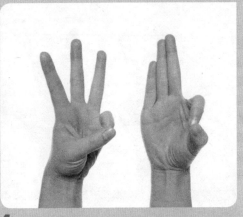

3. 左手伸出中指、无名指和小指，同时右手伸出食指、中指和无名指，停顿 2 秒再收回。

4. 左手伸出食指、中指和无名指，同时右手伸出中指、无名指和小指，停顿 2 秒再收回。

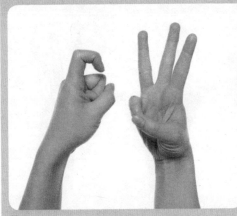 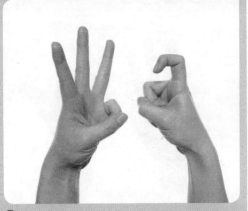

5. 左手伸出食指，弯曲，右手伸出食指、中指和无名指，停顿 2 秒再收回。

6. 左手伸出食指、中指和无名指，同时右手伸出食指，弯曲，停顿 2 秒再收回。

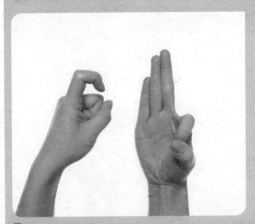 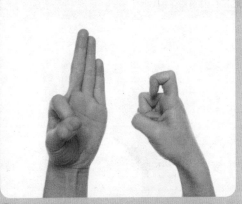

7. 左手伸出食指。弯曲，同时右手伸出中指、无名指和小指，停顿 2 秒再收回。

8. 左手伸出中指、无名指和小指，同时右手伸出食指，弯曲，停顿 2 秒再收回。

四分五裂

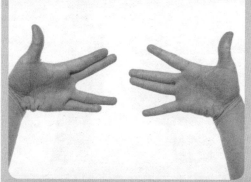 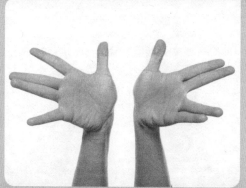

1. 双手张开，掌心朝内，左手食指、中指并拢、无名指和小指并拢，表示"四分"；右手中指和无名指并拢，其余手指分开，表示"五裂"，停顿2秒再收回。

2. 双手手腕处相对，左手表示"五裂"，右手表示"四分"，停顿2秒再收回。

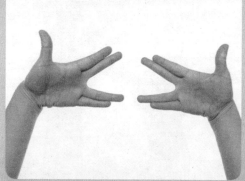 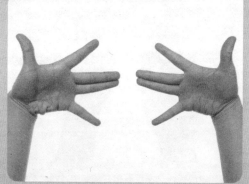

3. 双手同时做"四分"的动作，指尖相对，停顿2秒再收回。

4. 双手同时做"五裂"的动作，指尖相对，停顿2秒再收回。

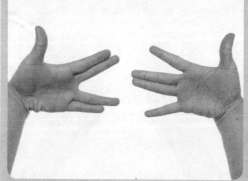 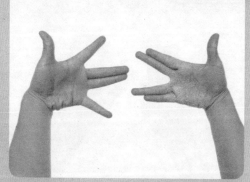

5. 左手做"四分"动作，右手做"五裂"动作，双手指尖相对，停顿2秒再收回。

6. 左手做"五裂"动作，右手做"四分"动作，双手指尖相对，停顿2秒再收回。

四面八方

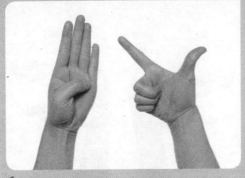 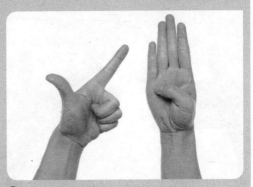

1. 左手伸出除拇指外四指，同时右手拇指和食指伸出，做"八"字形，停顿2秒再收回。

2. 左手做"八"字形，右手伸出除拇指外四指，停顿2秒再收回。

五颜六色

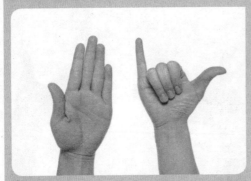 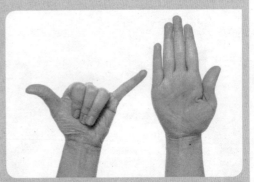

1. 双手掌心朝内，左手五指并拢伸出，同时右手拇指和小指伸出，停顿2秒再收回。

2. 左手伸出拇指和小指，同时右手五指并拢伸出，停顿2秒再收回。

五光十色

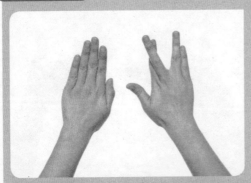 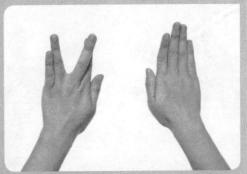

1. 双手掌心朝外，左手五指并拢伸直，同时右手中指压向食指，其他手指伸直。停顿2秒再收回。

2. 左手中指压向食指，右手五指并拢伸直，停顿2秒再收回。

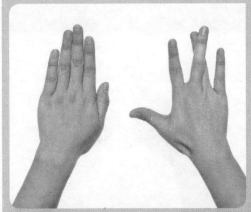
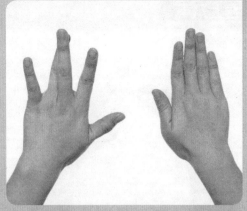

3. 双手掌心朝外，左手五指并拢伸直，同时右手中指压向无名指，其他手指伸直。停顿2秒再收回。

4. 左手中指压向无名指，右手五指并拢伸直，停顿2秒再收回。

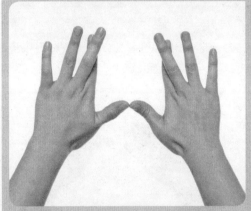
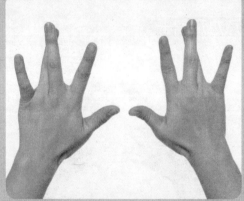

5. 双手中指同时压向食指，其他手指伸直，停顿2秒再收回。

6. 双手中指同时压向无名指，其他手指伸直，停顿2秒再收回。

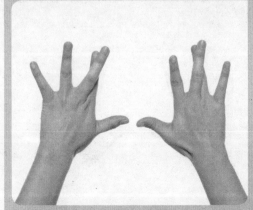
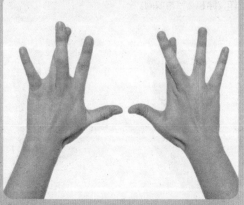

7. 左手中指压向食指，同时右手中指压向无名指，停顿2秒再收回。

8. 左手中指压向无名指，同时右手中指压向食指，停顿2秒再收回。

七上八下

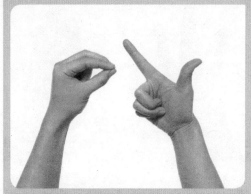 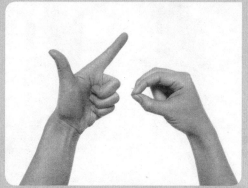

1. 双手握拳，掌心相对，左手做"7"，同时右手做"8"，停顿2秒再收回。

2. 左手做"8"，同时右手做"7"，停顿2秒再收回。

八九不离十

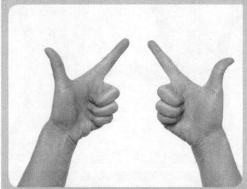 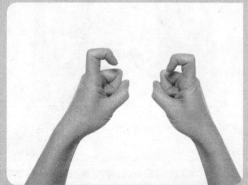

1. 双手掌心朝向身体，双手同时做数字"8"的动作，停顿2秒再收回。

2. 双手同时做数字"9"的动作，停顿2秒再收回。

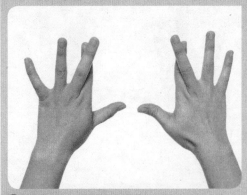 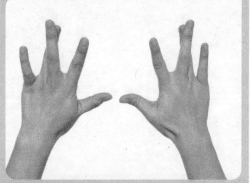

3. 双手手指伸直，掌心朝外，双手中指同时压向食指，停顿2秒再收回。

4. 双手手指伸直，掌心朝外，双手中指同时压向无名指，停顿2秒再收回。

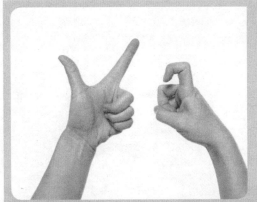

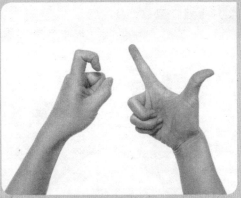

5. 左手做"8"的动作，右手做"9"的动作，停顿2秒再收回。

6. 左手做"9"的动作，右手做"8"的动作，停顿2秒再收回。

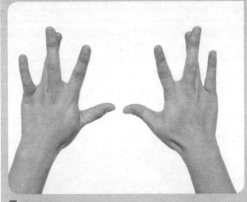

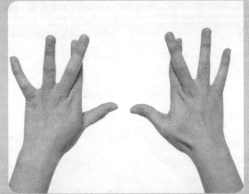

7. 双手手指伸直，掌心朝外，双手中指同时压向无名指，停顿2秒再收回。

8. 双手手指伸直，掌心朝外，双手中指同时压向食指，停顿2秒再收回。

九牛二虎

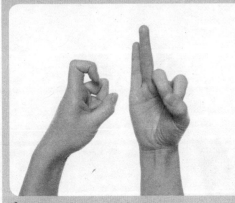

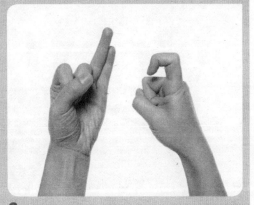

1. 左手做数字"9"的动作，同时右手伸出无名指和小指，其余手指弯曲，停顿2秒再收回。

2. 左手伸出无名指和小指，同时右手做"9"的动作，停顿2秒再收回。

十拿九稳

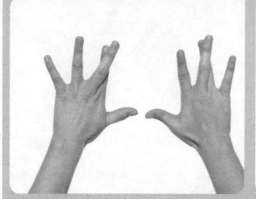

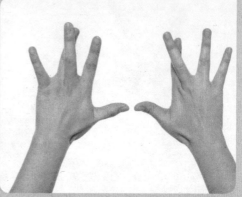

1. 双手手指伸直，掌心朝外，左手中指压食指，同时右手中指压向无名指，停顿 2 秒再收回。

2. 左手中指压向无名指，右手中指压向食指，停顿 2 秒再收回。

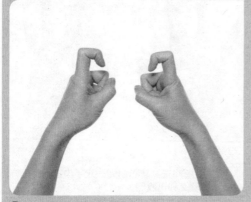

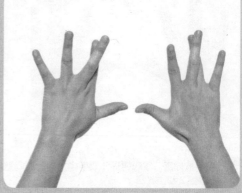

3. 双手握拳，掌心相对，同时做数字"9"的动作，停顿 2 秒再收回。

4. 双手手指伸直，掌心朝外，左手中指压食指，同时右手中指压向无名指，停顿 2 秒再收回。

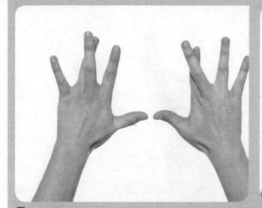

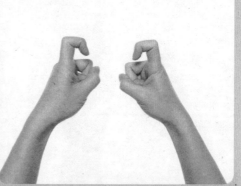

5. 左手中指压向无名指，右手中指压向食指，停顿 2 秒再收回。

6. 双手握拳，掌心相对，同时做数字"9"的动作，停顿 2 秒再收回。

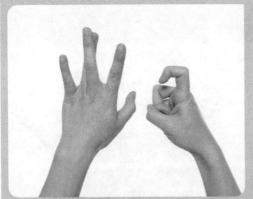

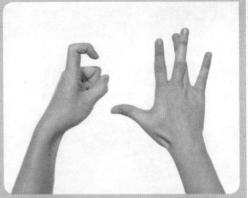

7. 左手手指伸直，中指压向无名指，同时右手做数字"9"的动作。停顿2秒再收回。

8. 左手做数字"9"的动作，同时右手手指伸直，中指压向无名指，停顿2秒再收回。

十全十美

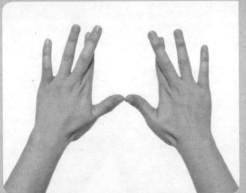

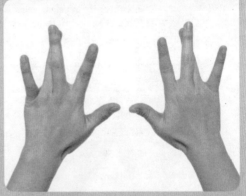

1. 双手手指伸直，掌心朝外，双手中指同时压向食指，停顿2秒再收回。

2. 双手手指伸直，掌心朝外，双手中指同时压向无名指，停顿2秒再收回。

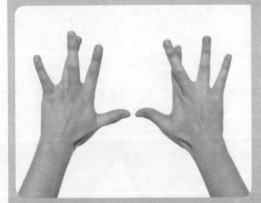

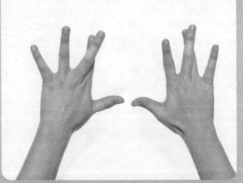

3. 左手中指压向无名指，右手中指压向食指，停顿2秒再收回。

4. 双手手指伸直，掌心朝外，左手中指压向食指，同时右手中指压向无名指，停顿2秒再收回。

横行天下

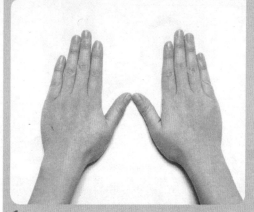

1. 双手手指并拢，始终平贴于桌上，拇指指尖相碰。

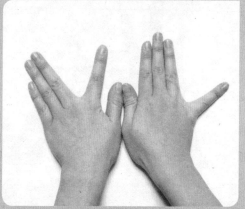

2. 左手食指和右手小指同时向右方移动。

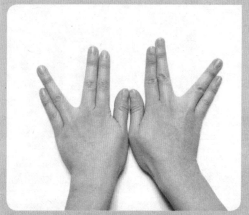

3. 左手中指和右手无名指同时向右方移动。

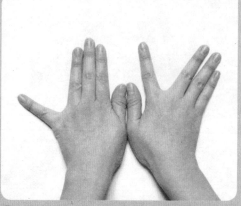

4. 左手无名指和右手中指同时向右方移动。

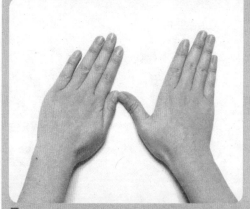

5. 左手小指和右手食指同时向右方移动。

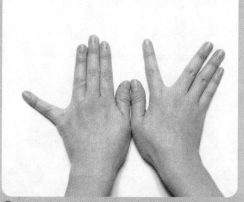

6. 左手小指和右手食指同时向左方移动。

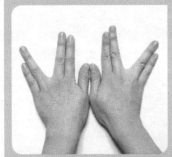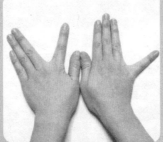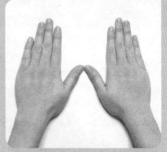

7. 左手无名指和右手中指同时向左方移动。

8. 左手中指和右手无名指同时向左方移动。

9. 左手食指和右手小指同时向左方移动，双手回到第一拍的位置。

英文字母操

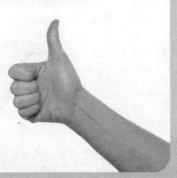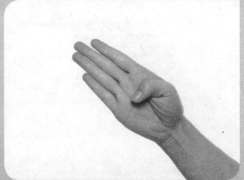

A：所有字母中的第一个字母，用一个竖起的拇指表示。

B：拇指向内扣住，其余四指并拢伸直。

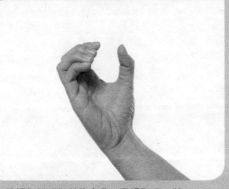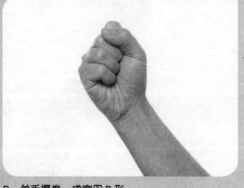

C：除拇指外四指并拢弯曲，和拇指成 C 状。

D：单手攥拳，成字母 D 形。

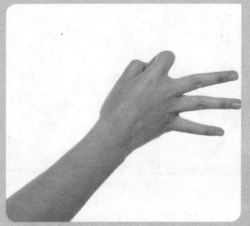

E：中指、无名指、小指张开，横向伸出，和字母E形状类似。

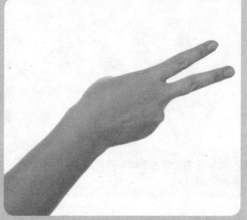

F：食指和中指张开，伸出，其余三指向掌心扣住，成字母F形。

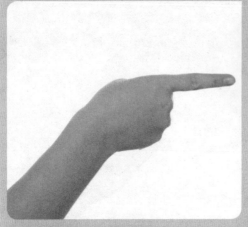

G：食指横向伸出，其余四指握拳。

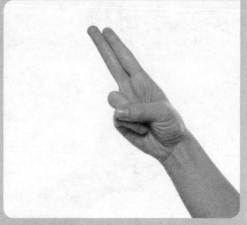

H：食指、中指并拢伸直，其余三指相扣。

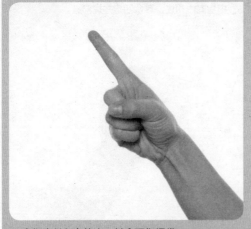

I：食指向斜上方伸出，其余四指握拳。

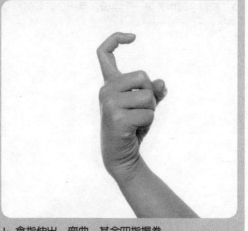

J：食指伸出，弯曲，其余四指握拳。

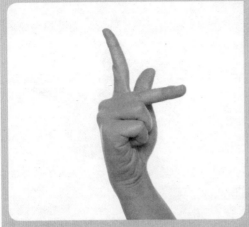

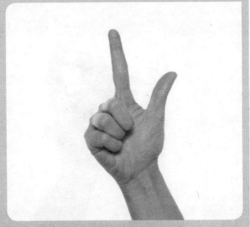

K：食指向上伸出，中指伸直，与食指成90°。同时拇指向上伸直。

L：拇指和食指同时向上伸出。

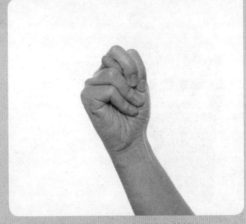

M：五指握拳，拇指从无名指和小指处伸出。

N：五指握拳，拇指从无名指和中指处伸出。

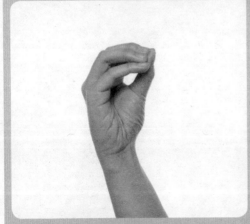

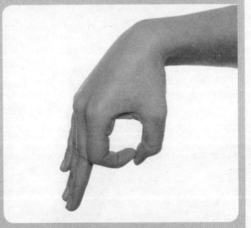

O：五指弯曲，指尖相碰，掌心中空，成O形。

P：食指和拇指相扣成环，其余三指向下伸直。

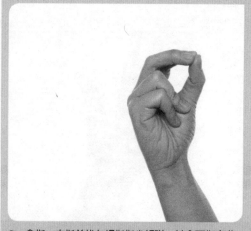

Q：食指、中指并拢与拇指指尖相碰，其余两指弯曲。

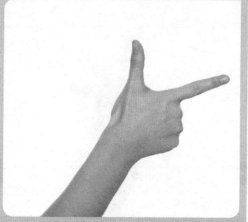

R：拇指向上伸出，食指横向伸出，其余三指弯曲。

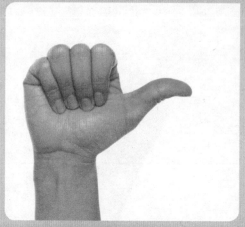

S：拇指向外伸出，其余四指弯曲。

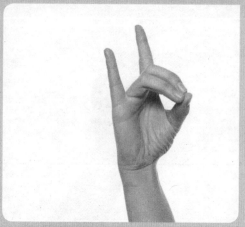

T：中指和无名指并拢弯曲，和拇指指尖相扣成环。食指和小指同时向上伸直。

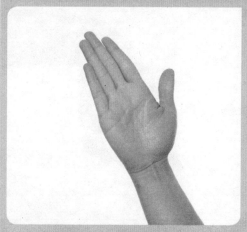

U：五指向上伸出，掌心朝向自己。

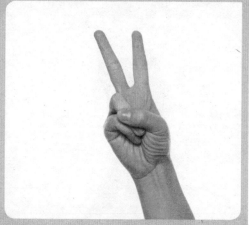

V：食指、中指向上伸出，其余扣向掌心。

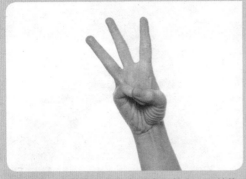

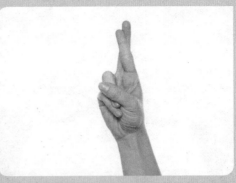

W：食指、中指和无名指同时向上伸出，不并拢，成 W 形，小指和拇指扣向掌心。

X：食指和中指伸直，交叉，其余三指弯曲握住。

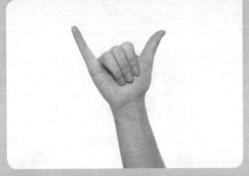

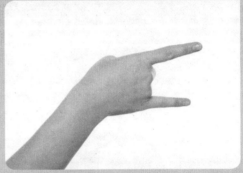

Y：食指、中指和无名指弯曲，小指和拇指向外伸直。

Z：食指和小指同时横向伸出，其余三指向掌心弯曲。

汉语拼音声母及单韵母操

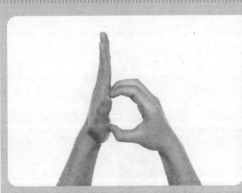

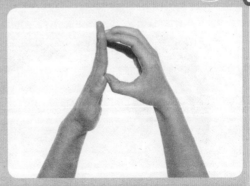

b：左手伸直，右手弯曲成环，放于前者掌心处，成 b 形。

p：左手五指伸直，右手弯曲呈环状，放于前者手指处呈 P 形。

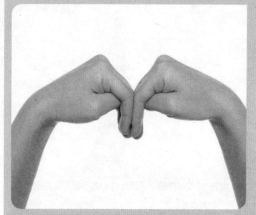

m：双手拇指弯曲，每只手其余四指位于拇指上方，弯曲，最后，双手其余四指近节处以下相碰。

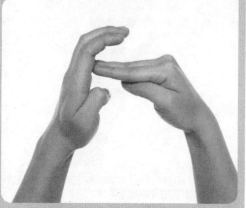

f：左手五指微微弯曲，右手手指伸直，手掌处微微弯曲，指尖放于前者掌心上方。

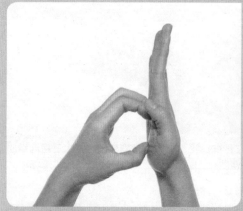

d：左手四指并拢，与拇指同时弯曲成环状。右手伸直。前者放于后者掌心处，成字母 d 形。

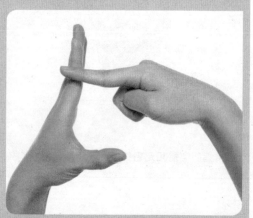

t：左手四指向上伸出，拇指横向伸出，右手食指横向伸出，放于前者食指近节处，其余四指弯曲握拳。

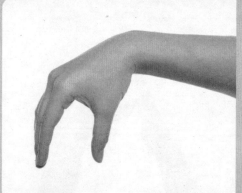

n：右手四指并拢向下伸出，同时拇指向下伸出，成字母 n 形。

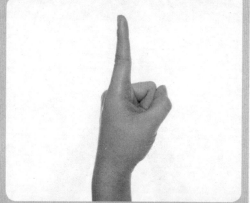

l：左手食指向上笔直伸出，其余四指弯曲握拳。

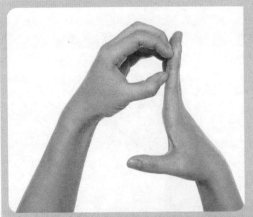

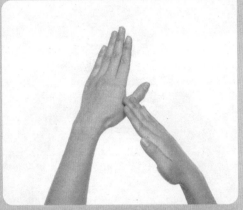

g：左手四指并拢，与拇指同时弯曲成环状。右手四指向上伸出，拇指横向伸出。前者放于后者手指远节处。

k：左手向上伸直，拇指微微张开，掌心朝外，右手五指并拢向上伸出，四指指尖轻触前者拇指处。

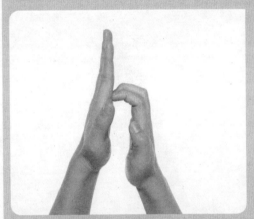

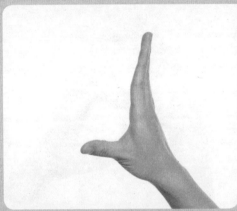

h：两手五指并拢，左手伸直，右手五指仅指节处弯曲，指尖放在前者掌心上方。

j：右手四指向上伸直，拇指横向伸出。

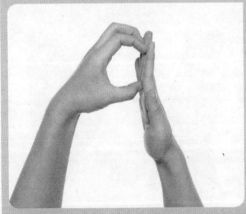

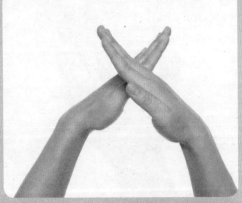

q：左手弯曲呈环状，右手五指伸直，前者指尖放于后者手指处呈 q 形。

x：双手五指并拢伸直，一手小指和一手食指处交叉相碰，成 X 形。

手指操大全

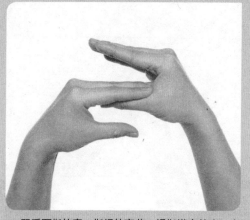

z：双手四指伸直，指根处弯曲，拇指横向伸出，左　c：左手五指弯曲成 C 状。
手四指与右手拇指相叠。

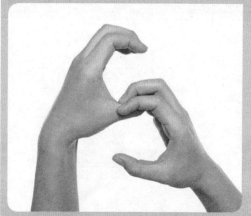

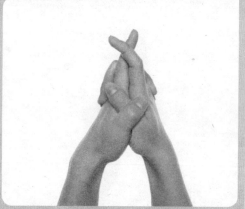

s：双手五指弯曲成 C 状，右手指尖扣在左手拇　r：双手五指交握，食指在远节处交叉。
指处。

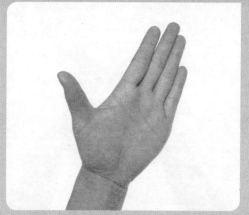

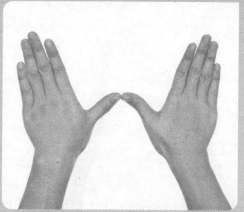

y：左手双手四指并拢，拇指打开，向斜上方伸直，　w：双手四指并拢伸直，拇指打开，双手拇指指尖
掌心朝向自己。　　　　　　　　　　　　　　　　相碰，掌心朝外，成 W 形。

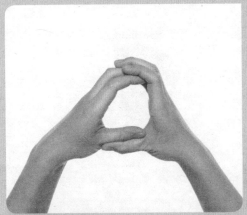

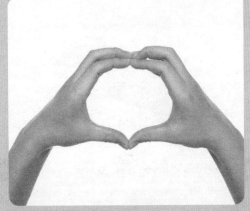

α：双手五指弯曲成 C 状，双手拇指相扣，同时四指相扣，成圆状。

o：双手拇指指尖相碰，其余四指并拢弯曲，指尖相碰，双手成一个 O 形。

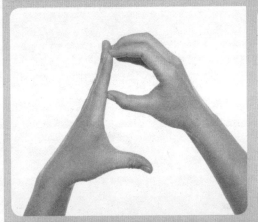

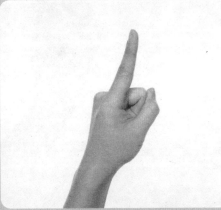

e：左手四指向上伸直，拇指横向伸出。右手弯曲呈环状，放于前者手指处。

i：左手食指向上笔直伸出，其余四指弯曲。

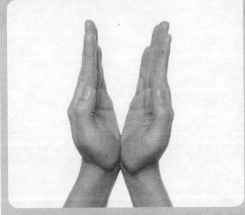

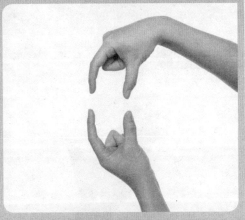

u：双手五指并拢，拇指微弯，掌心处微凹，双手手掌下方轻触。

ü：双手拇指和食指微微弯曲成半圆，双手一上一下，不接触，成字母 ü 形。

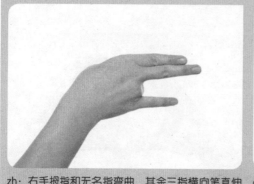

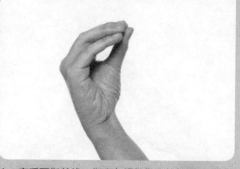

zh：右手拇指和无名指弯曲，其余三指横向笔直伸　ch：右手四指并拢，指尖与拇指指尖轻轻捏在一起。
出，手指并拢。

sh：右手食指和中指与拇
指相捏，中指位置在食
指下方一点，其余两指
弯曲。

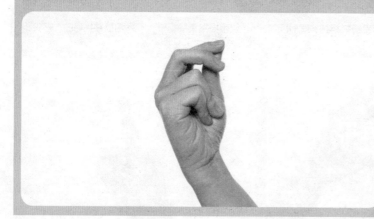

计数手指操

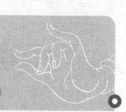

单手计数

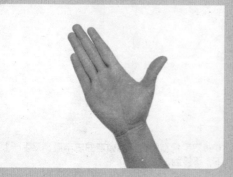

　　每根手指代表不同的数字，拇指代表
1，食指代表2，中指代表4，无名指代表
8，小指代表16。开始计数时，根据不同需
要弯曲手指。

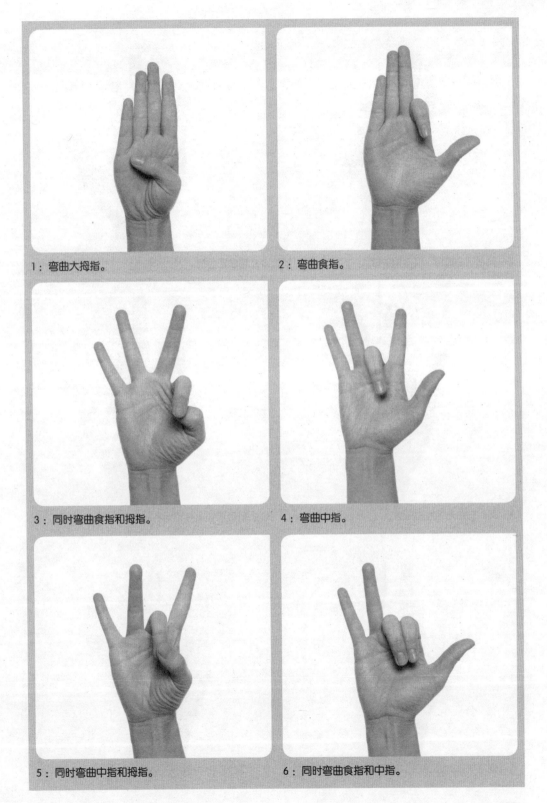

1：弯曲大拇指。

2：弯曲食指。

3：同时弯曲食指和拇指。

4：弯曲中指。

5：同时弯曲中指和拇指。

6：同时弯曲食指和中指。

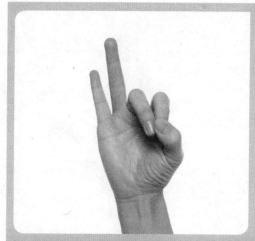

7：同时弯曲拇指、食指和中指。

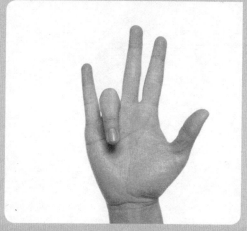

8：弯曲无名指。

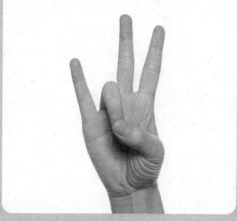

9：同时弯曲无名指和拇指。

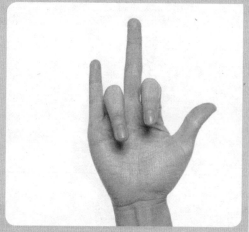

10：同时弯曲食指和无名指。

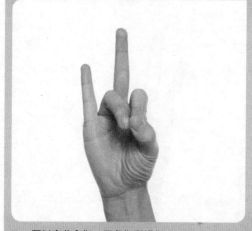

11：同时弯曲食指、无名指和拇指。

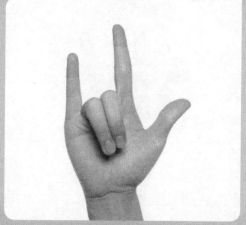

12：同时弯曲中指和无名指。

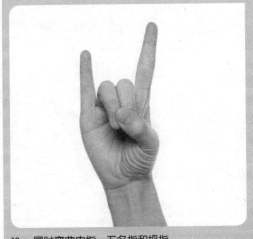

13：同时弯曲中指、无名指和拇指。

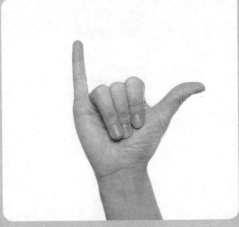

14：同时弯曲食指、中指和无名指。

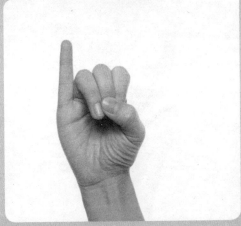

15：同时弯曲食指、中指、无名指和拇指。

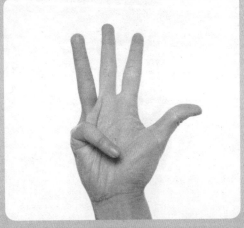

16：弯曲小指。

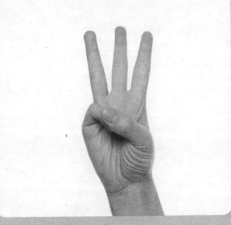

17：同时弯曲拇指和小指。

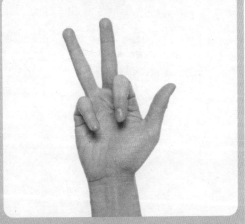

18：同时弯曲食指和小指。

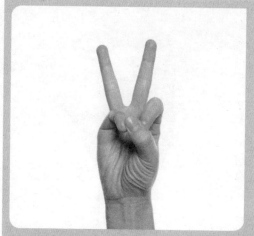

19：同时弯曲食指、小指和拇指。

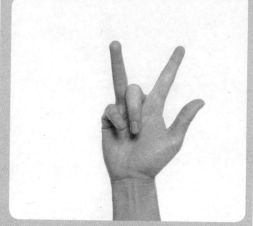

20：同时弯曲中指和小指。

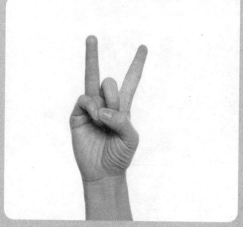

21：同时弯曲中指、小指和拇指。

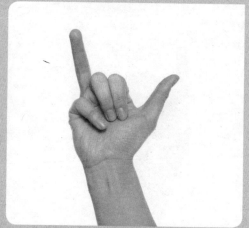

22：同时弯曲中指、小指和食指。

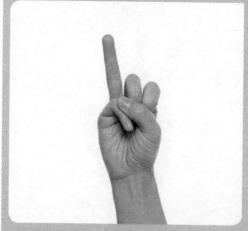

23：同时弯曲食指、中指、小指和拇指。

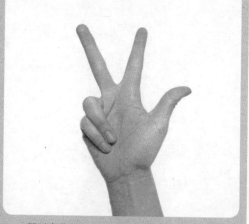

24：同时弯曲无名指和小指。

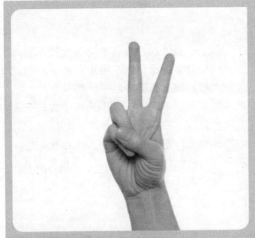

25：同时弯曲无名指、小指和拇指。

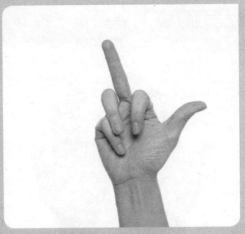

26：同时弯曲食指、无名指和小指。

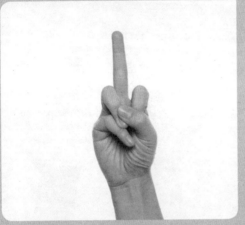

27：同时弯曲食指、无名指、小指和拇指。

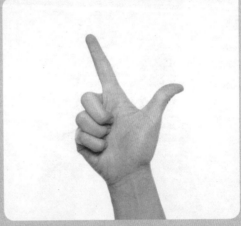

28：同时弯曲中指、无名指和小指。

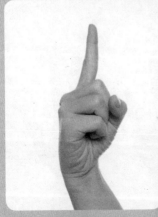

29：同时弯曲中指、无名指、小指和拇指。

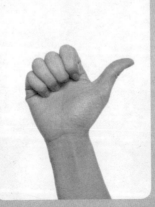

30：同时弯曲食指、中指、无名指和小指。

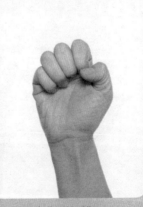

31：同时弯曲五根手指。

双手计数

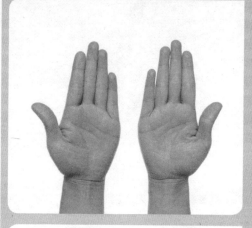

双手一起计数，左右手同时计算不同的数字。当数字逐渐变大，可由左右手所计算的数字相加得出想要的数字。每只手的手指代表的数字都不同，一只手代表单数，一只手代表双数：左手拇指代表1，食指代表3，中指代表5，无名指代表7，小指代表9；右手拇指代表2，食指代表4，中指代表6，无名指代表8，小指代表10。

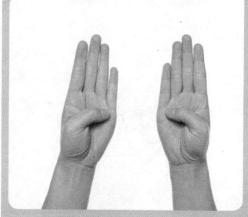

1、2：双手同时弯曲拇指。

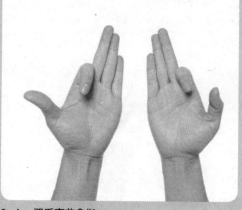

3、4：双手弯曲食指。

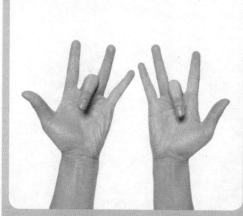

5、6：双手同时弯曲中指。

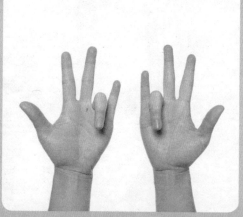

7、8：双手同时弯曲无名指。

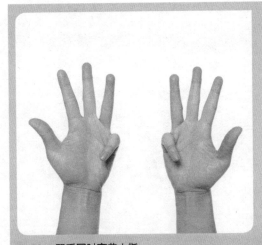

9、10：双手同时弯曲小指。

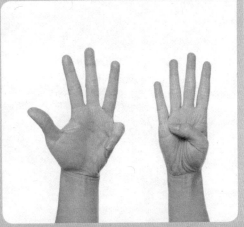

11：左手弯曲小指，右手弯曲拇指。

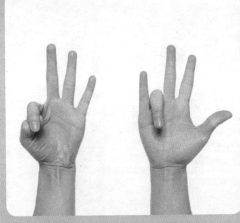

12：左手弯曲食指和拇指，右手弯曲无名指。

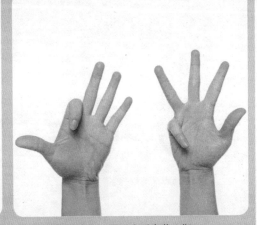

13：左手弯曲食指，同时右手弯曲小指。

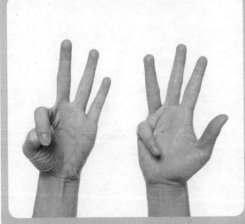

14：左手弯曲食指和拇指，右手弯曲小指。

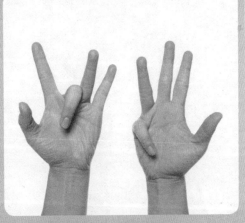

15：左手弯曲中指，右手弯曲小指。

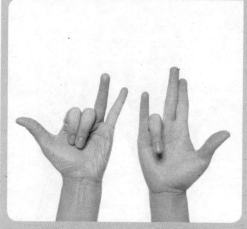

16：左手弯曲食指和中指，右手弯曲无名指。

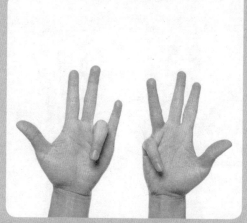

17：左手弯曲无名指，右手弯曲小指。

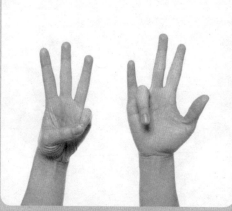

18：左手弯曲小指和拇指，右手弯曲无名指。

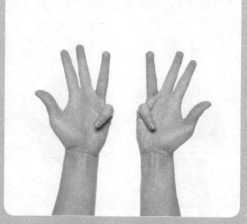

19：双手同时弯曲小指。

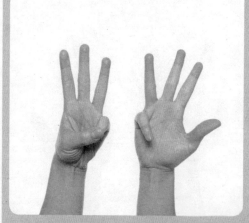

20：左手弯曲小指和拇指，右手弯曲小指。

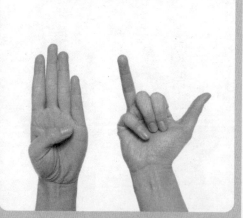

21：左手弯曲拇指，右手弯曲小指、中指和食指。

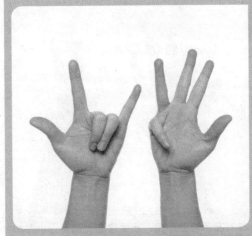

22：左手弯曲中指和无名指，右手弯曲小指。

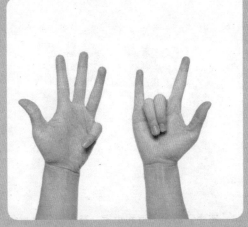

23：左手弯曲小指，右手弯曲中指和无名指。

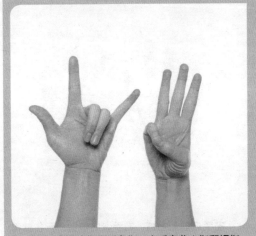

24：左手弯曲中指和无名指，右手弯曲小指和拇指。

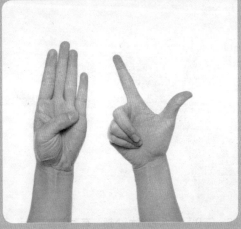

25：左手弯曲拇指，右手弯曲中指、无名指和小指。

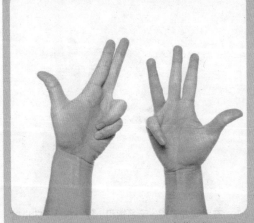

26：左手弯曲无名指和小指，右手弯曲小指。

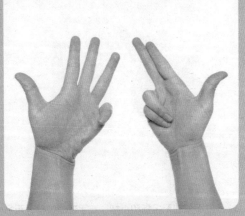

27：左手弯曲小指，右手弯曲无名指和小指。

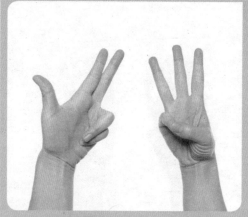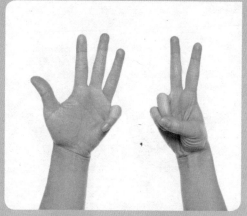

28：左手弯曲无名指和小指，右手弯曲小指和拇指。

29：左手弯曲小指，右手弯曲无名指，小指和拇指。

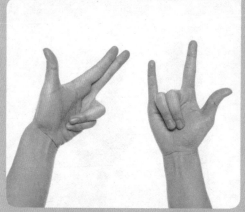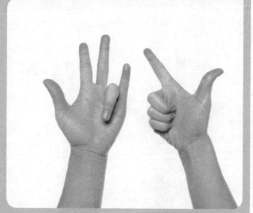

30：左手弯曲无名指和小指，右手弯曲中指和无名指。

31：左手弯曲无名指，右手弯曲中指、无名指和小指。

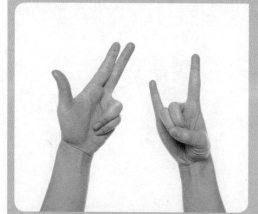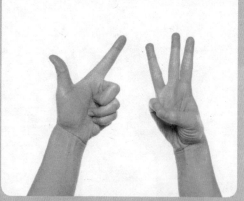

32：左手弯曲无名指和小指，右手弯曲中指、无名指和拇指。

33：左手弯曲中指、无名指和小指，右手弯曲小指和拇指。

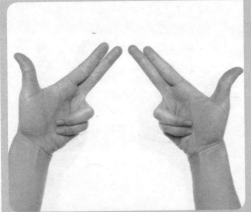

34：双手同时弯曲无名指和小指。

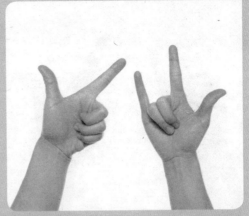

35：左手弯曲中指，无名指和小指，右手弯曲中指和无名指。

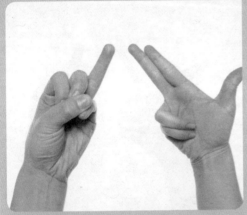

36：左手弯曲拇指、食指、中指和小指，右手弯曲无名指和小指。

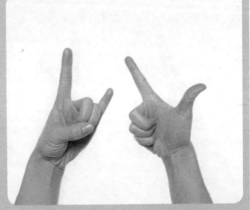

37：左手弯曲中指、无名指和拇指，右手弯曲中指、无名指和小指。

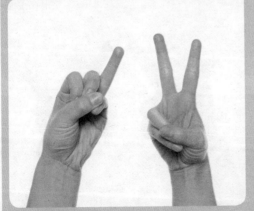

38：左手弯曲拇指、食指、中指和小指，右手弯曲小指、无名指和拇指。

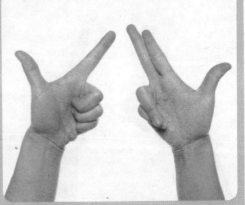

39：左手弯曲小指、无名指和中指，右手弯曲小指和无名指。

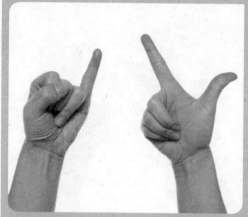

40：左手弯曲拇指、食指、中指和无名指，右手弯曲小指、无名指和中指。

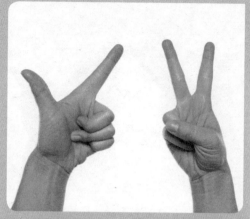

41：左手弯曲中指、无名指和小指，右手弯曲无名指、小指和拇指。

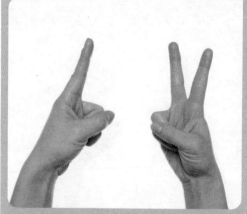

42：左手弯曲拇指、中指、无名指和小指，右手弯曲拇指、无名指和小指。

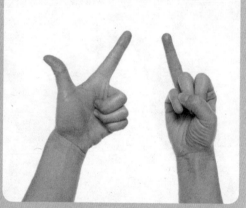

43：左手弯曲中指、无名指和小指，右手弯曲拇指、食指、中指和小指。

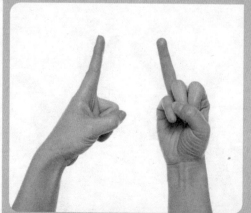

44：左手弯曲拇指、中指、无名指和小指，右手弯曲拇指、食指、中指和小指。

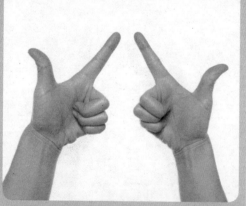

45：左手弯曲中指、无名指和小指，右手弯曲小指、无名指和中指。

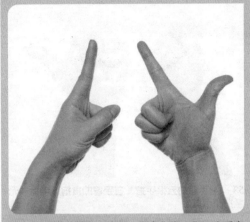

46：左手弯曲拇指、中指、无名指和小指，右手弯曲小指、无名指和中指。

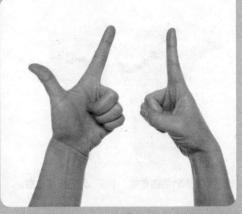

47：左手弯曲中指、无名指和小指，右手弯曲拇指中指、无名指和小指。

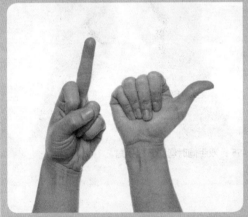

48：左手弯曲拇指、食指、无名指和小指，右手弯曲食指、中指、无名指和小指。

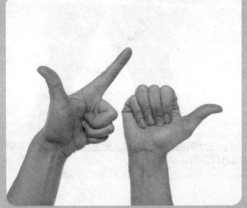

49：左手弯曲中指、无名指和小指，右手弯曲食指、中指、无名指和小指。

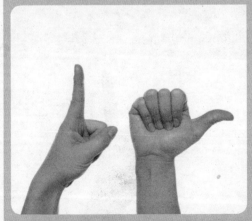

50：左手弯曲中指、无名指、小指和拇指，右手弯曲食指、中指、无名指和小指。

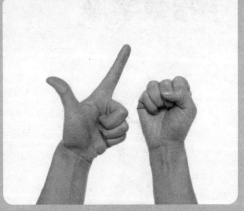

51：左手弯曲中指、无名指和小指，右手手指全部弯曲。

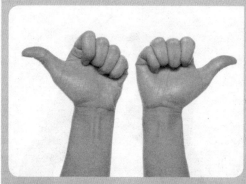

52：双手同时弯曲食指、中指、无名指和小指。

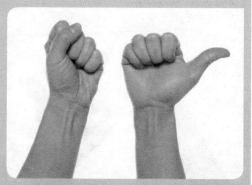

53：左手弯曲五根手指，右手弯曲食指、中指、无名指和小指。

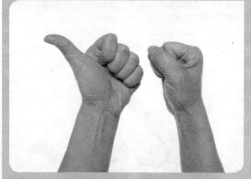

54：左手弯曲食指、中指、无名指和小指。右手弯曲五根手指。

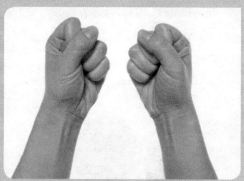

55：双手同时弯曲五根手指。

手指数字操

0：五指指尖相捏，手掌成"0"状。

1：伸出食指。

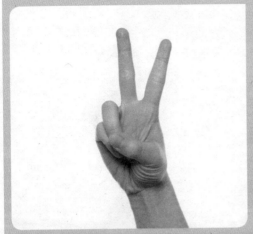

2：伸出食指和中指。

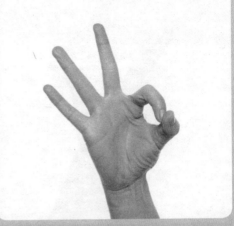

3：伸出中指、无名指和小指，食指和拇指相捏。

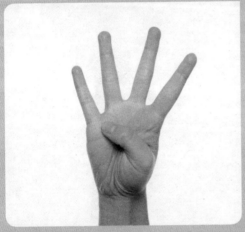

4：拇指弯曲，其余四指伸出。

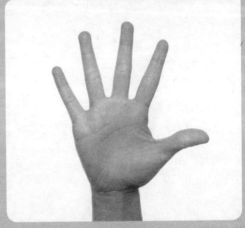

5：五根手指全部伸直，手掌张开。

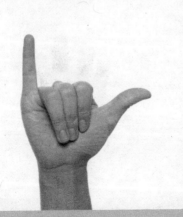

6：伸出拇指和小指，其余三指弯曲。

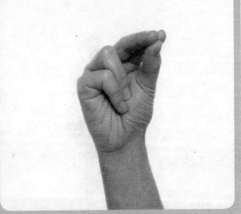

7：食指、中指和拇指相捏，其余两指弯曲。

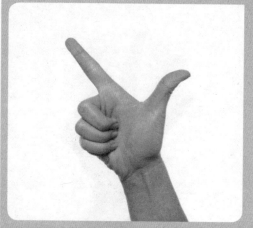

8：中指、无名指和小指弯曲，食指和拇指伸出，虎口张开。

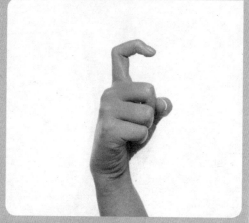

9：食指伸出、弯曲。

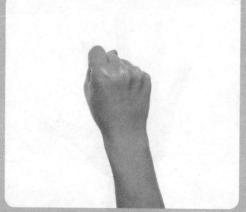

10：单手成拳。

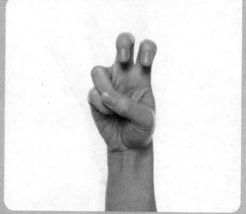

20：同时伸出食指和中指，弯动两下。

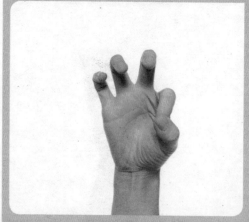

30：同时伸出中指、无名指和小指，弯动两下。

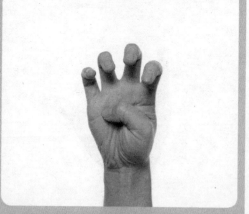

40：同时伸出食指、中指、无名指和小指，弯动两下。

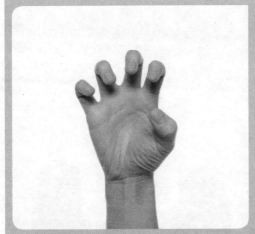

50：五指同时伸出，弯动两下。

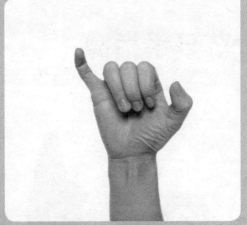

60：同时伸出拇指和小指，弯动两下。

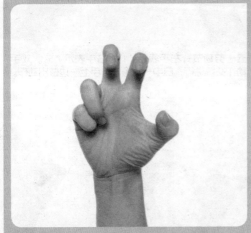

70：同时伸出食指、中指和拇指，弯动两下。

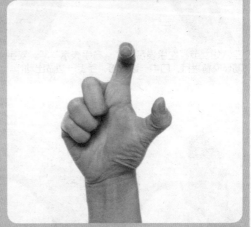

80：伸出食指和拇指，弯动两下。

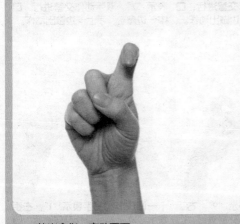

90：伸出食指，弯动两下。

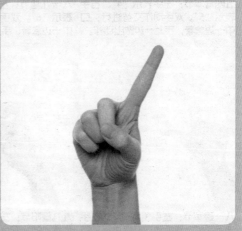

100：伸出食指向左右摇动一次。

节日手指操

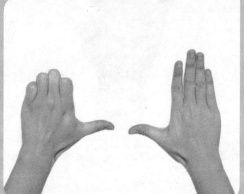

三八妇女节：左手表示"8"，右手表示"3"。双手动作交替进行，口中一边念着，手上一边做出动作。

五一劳动节：左手表示"1"，右手表示"5"。双手动作交替进行，口中一边念着，手上一边做出动作。

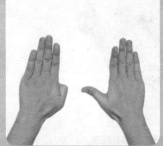
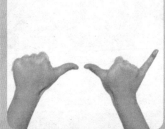
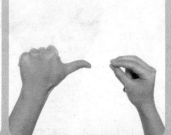

五四青年节：左手表示"4"，右手表示"5"。双手动作交替进行，口中一边念着，手上一边做出动作。

六一儿童节：左手表示"1"，右手表示"6"。双手动作交替进行，口中一边念着，手上一边做出动作。

七一建党节：左手表示"1"，右手表示"7"。双手动作交替进行，口中一边念着，手上一边做出动作。

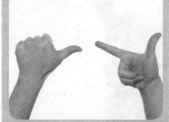
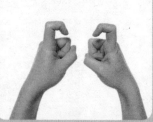
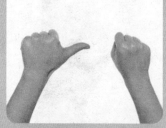

八一建军节：左手表示"1"，右手表示"8"。双手动作交替进行，口中一边念着，手上一边做出动作。

九九重阳节：左手表示"9"，右手表示"9"。双手动作交替进行，口中一边念着，手上一边做出动作。

十一国庆节：左手表示"1"，右手表示"10"。双手动作交替进行，口中一边念着，手上一边做出动作。

幼儿启智手指操

　　心理学家说：儿童的智力在手指尖上。这就是说，幼儿的手指动作，即精细动作发展对其智力发展具有重要的意义。通常来说，幼儿精细动作的发育主要表现为手部动作的发育。精细动作就是宝宝运用手尤其是手指的操作能力，而这种能力的本质，就是手、眼、脑的协调能力。手部精细动作的健全发展，可以使宝宝认识事物的各种属性及彼此间的联系，促进知觉完整性与具体思维的发展，并且为宝宝以后吃饭、握笔写字、使用工具等行为打下基础。

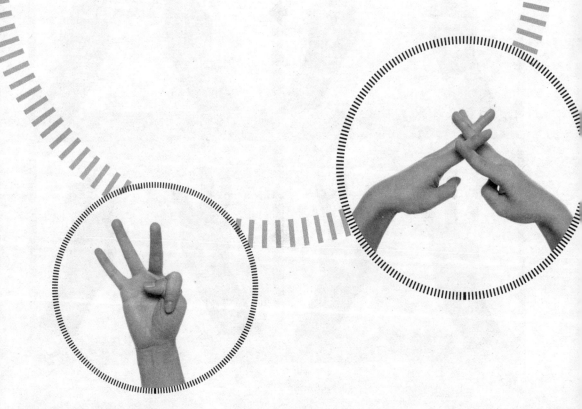

五指歌

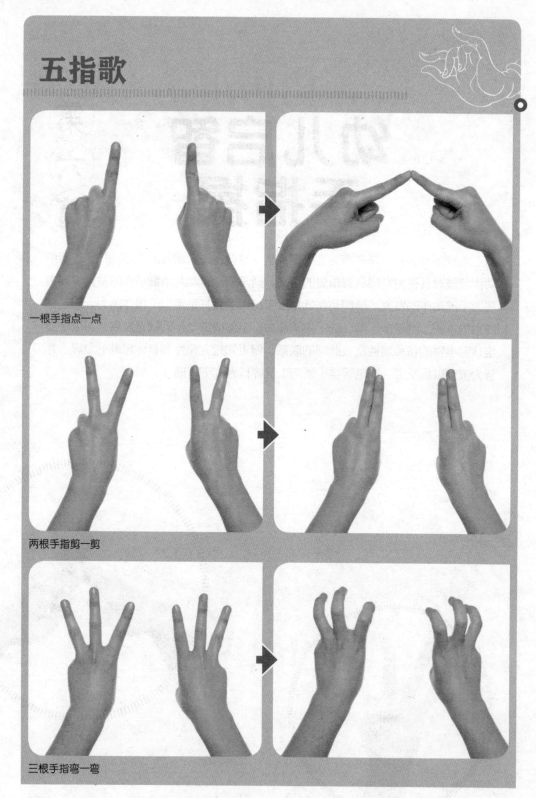

一根手指点一点

两根手指剪一剪

三根手指弯一弯

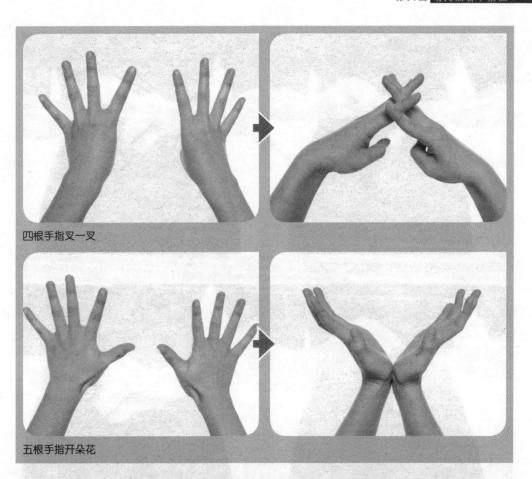

四根手指叉一叉

五根手指开朵花

编花篮

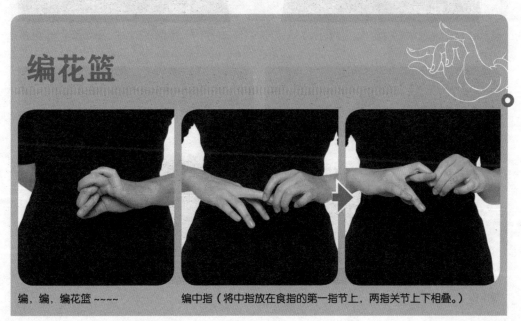

编，编，编花篮 ~~~~

编中指（将中指放在食指的第一指节上，两指关节上下相叠。）

163

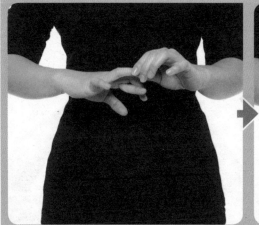

编无名指（将无名指放在中指的第二指节上。）

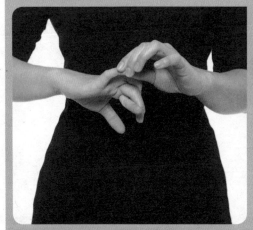

编小指（将小指放在无名指的第二指节上。）

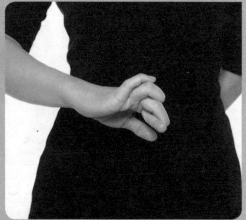

交换另一只手，重复以上动作，继续编花篮。步骤如下：

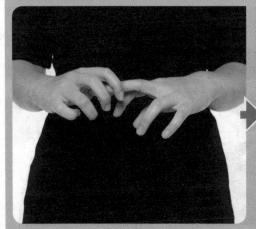

编中指

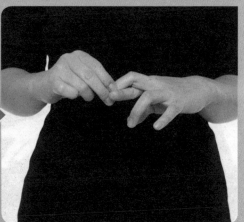

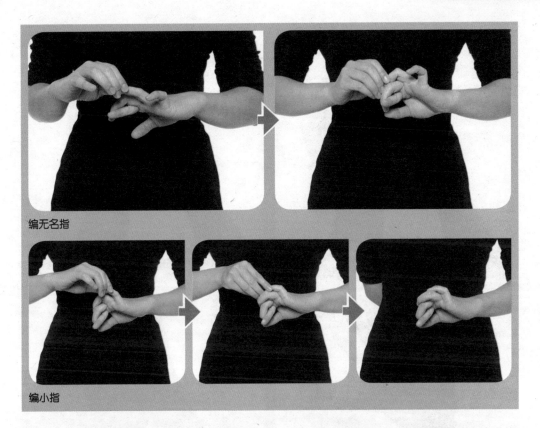

编无名指

编小指

拔萝卜

拔萝卜拔萝卜，嗨哟嗨哟，拔萝卜，嗨哟嗨哟，拔不动，好朋友，快快来，快来帮我们拔萝卜……

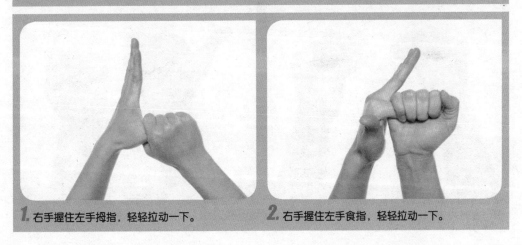

1. 右手握住左手拇指，轻轻拉动一下。

2. 右手握住左手食指，轻轻拉动一下。

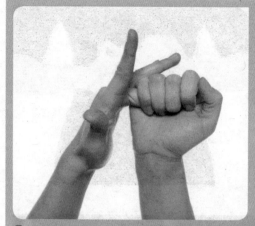

3. 右手握住左手中指，轻轻拉动一下。

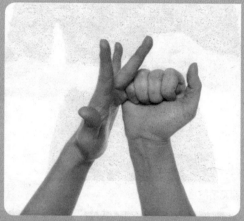

4. 右手握住左手无名指，轻轻拉动一下。

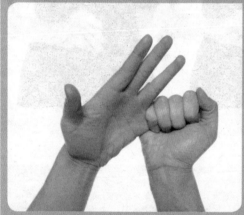

5. 右手握住左手小指，轻轻拉动一下。

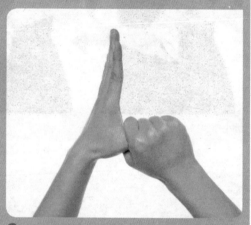

6. 最后，右手再握住左手拇指，轻轻拉动一下。交换双手位置，左手握拳逐一轻拉右手手指。

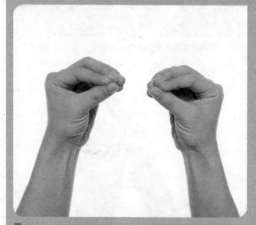

7. 双手掌心朝内，五指做捏起状，不断捏起、打开，重复10次。

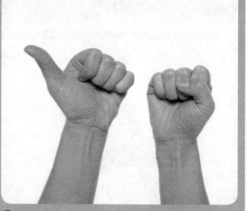

8. 双手掌心朝内，双手握拳，左手从拇指开始，依次打开。

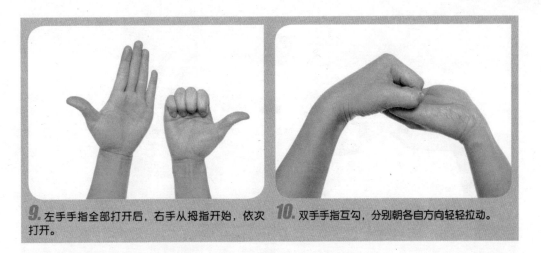

9. 左手手指全部打开后，右手从拇指开始，依次打开。

10. 双手手指互勾，分别朝各自方向轻轻拉动。

数鸭子

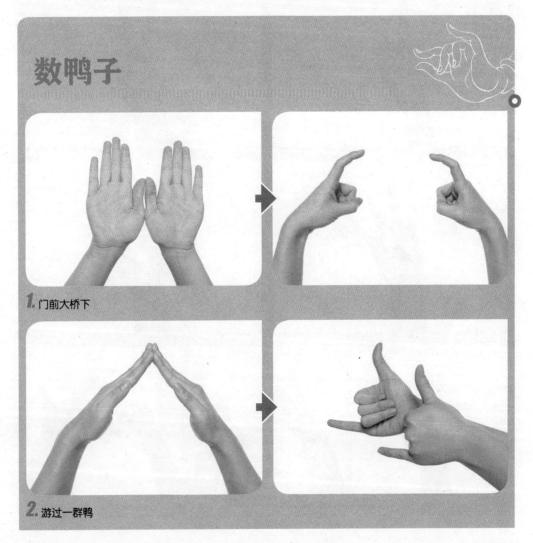

1. 门前大桥下

2. 游过一群鸭

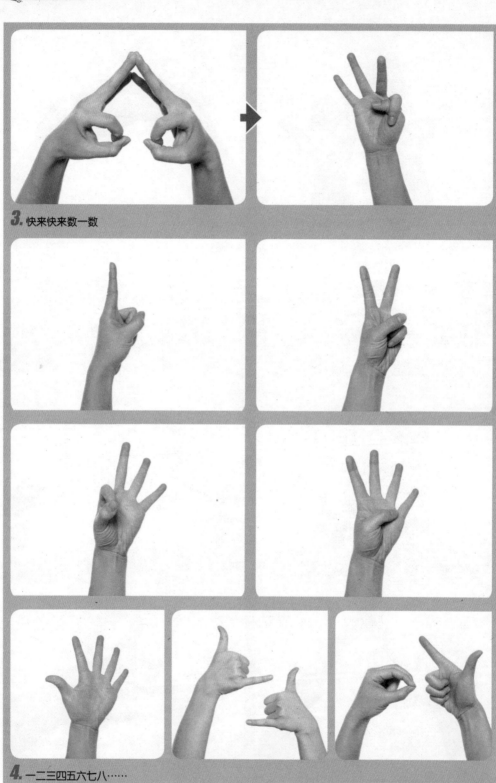

3. 快来快来数一数

4. 一二三四五六七八……

孔雀开屏

金孔雀，穿花衣，
踱来踱去好神气，好神气，
哗啦一下开屏了，
它要和我比美丽，
让我看它五彩衣，五彩衣，
让我看它五彩衣，五彩衣。

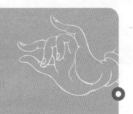

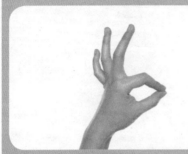

1. 先是左手做"孔雀"状，轻轻抖动手腕。

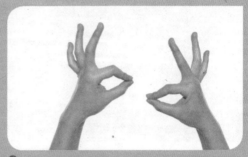

2. 右手伸出，同样做"孔雀"状，双手相对。

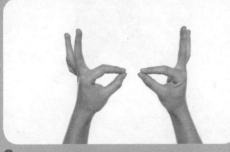

3. 双手手腕不断抖动，像是孔雀在开屏。

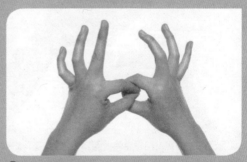

4. 左手食指和拇指伸入右手食指和拇指之间，再交换两个手指的位置。像是孔雀互相打招呼。

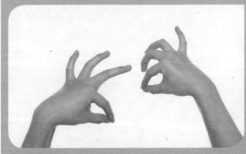

5. 再次抖动手腕，先抖右手，再抖动左手。

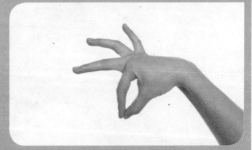

6. 最后，左右手分别朝下，做孔雀低头状。

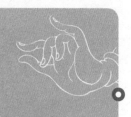

十只小猴子

十只小猴子，
拍拍手，蹦蹦跳，
翻个跟头，握握手

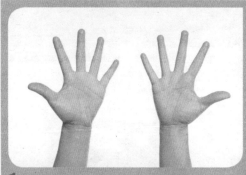

1. 伸出十个手指头，代表十只小猴子。

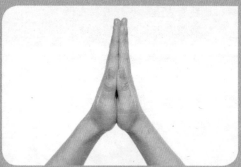

2. 双手做拍手状。

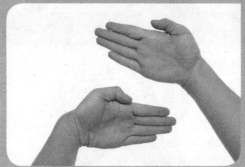

3. 双手手指并拢，前后旋转一圈。

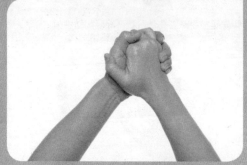

4. 右手握住左手。

5. 左手再去握右手。

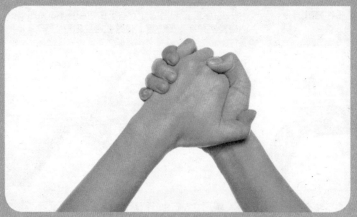

鱼儿游

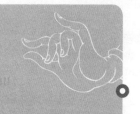

鱼儿鱼儿水中游，
游来游去乐悠悠，
倦了卧水草，
饿了觅小虫，
乐悠悠，乐悠悠，
水里世界真自由。

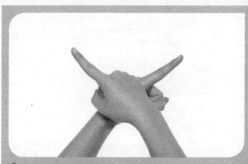

1. 伸出食指，双手交叉，做波浪状。

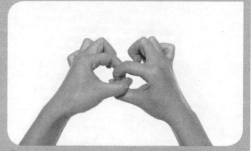

2. 双手食指和拇指成圈，互套在一起。

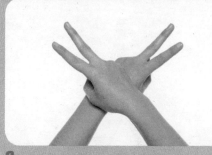

3. 伸出食指和中指，双手交叉，做波浪状。

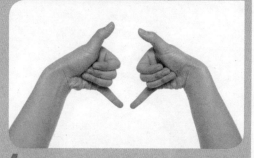

4. 拇指和小指伸出，相对，但是不触碰，先弯曲拇指，再弯曲小指。

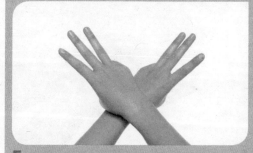

5. 伸出食指、中指和无名指，双手交叉，做波浪状。

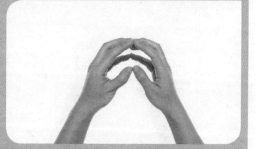

6. 双手指尖相对，互相碰触3次。

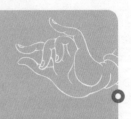

老师早

小宝宝，蹦又跳，
走进幼儿园，先说老师早。
太阳见了眯眯笑，
鸟儿听了跟着叫：
老师早，老师早，宝宝从小有礼貌。

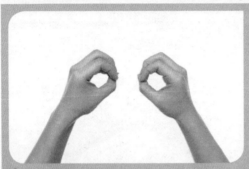

1. 双手相对，空握成圆圈形。

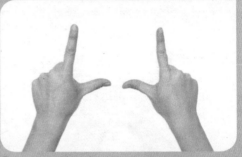

2. 双手掌心朝外，食指和拇指伸直，其余指头握紧。

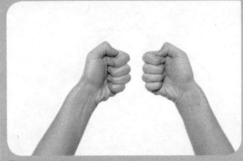

3. 双手握拳，掌心朝内，拇指相对弯曲 2 次。

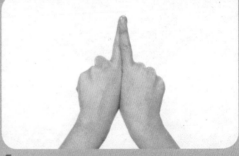

4. 伸出双手食指，两个手指来回相互摩擦 2 次。

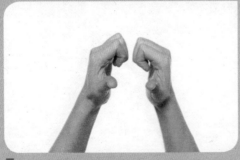

5. 双手掌心相对，拇指伸出不动，其余四指握拳。

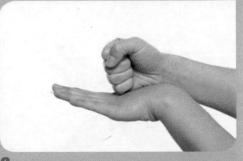

6. 左手笔直伸出，右手握拳，轻轻放在左手背上。

打电话

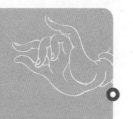

两个小娃娃，正在打电话，
喂喂喂，你在哪里呀？
哎哎哎，我在幼儿园。
两个小娃娃，正在打电话，
喂喂喂，你在干什么？
哎哎哎，我在学唱歌。

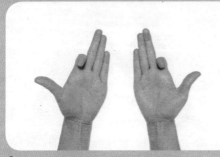

1. 双手食指弯曲 2 次，其余手指伸直。

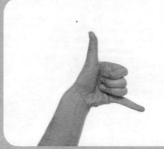

2. 一手伸出拇指和小指，做打电话状。

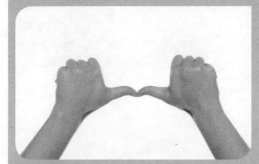

3. 双手掌心朝外，拇指伸出，指尖相碰触。

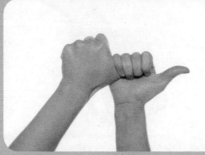

4. 右手握住左手拇指，右手拇指笔直伸出。

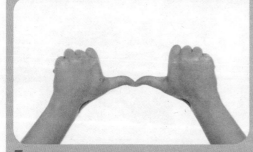

5. 双手掌心朝外，拇指伸出，指尖相碰触。

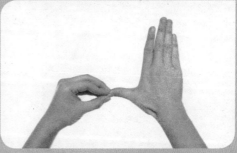

6. 右手手指伸直，左手捏住右手拇指指尖。

手指操大全

爬楼梯

一二三,三二一,
我和妈妈上楼梯,
一二三四五六七,
爬上楼梯回家去,
七六五四三二一,
爬下楼梯上街去。

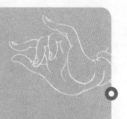

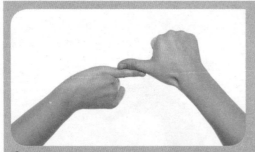

1. 伸出左手小指和右手拇指, 两根手指碰在一起, 如图中所示。

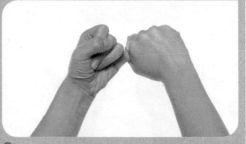

2. 左手不动, 右手握住左手小指。

4. 双手拇指和小指伸出, 右手在上, 左手在下, 右手小指和左手拇指相碰触。

3. 左手向外笔直伸出, 右手食指和中指伸出, 放在左手手背上, 做"行走"状。

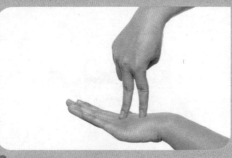

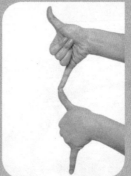

5. 双手拇指、食指和中指笔直伸出, 其余手指握紧。双手掌心朝外。

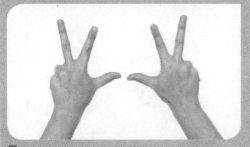

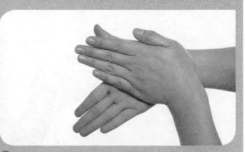

6. 双手手指并拢伸直, 掌心相对, 来回相互搓掌。

九九消寒歌

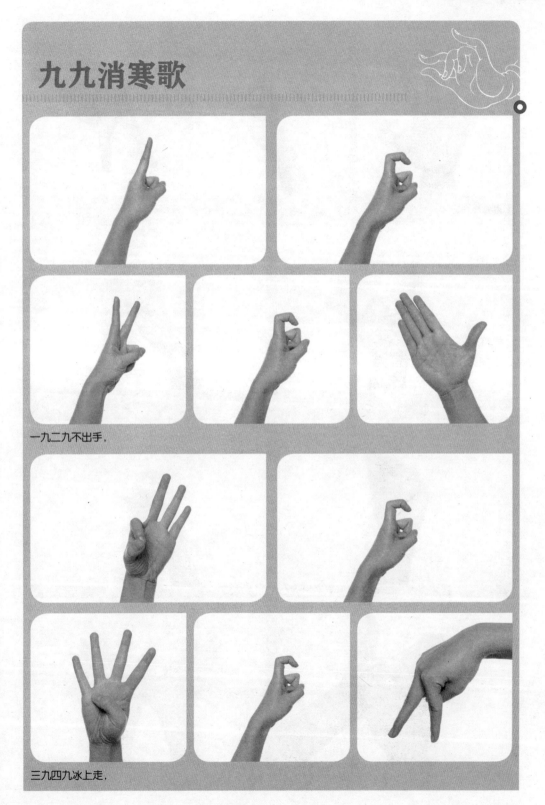

一九二九不出手，

三九四九冰上走，

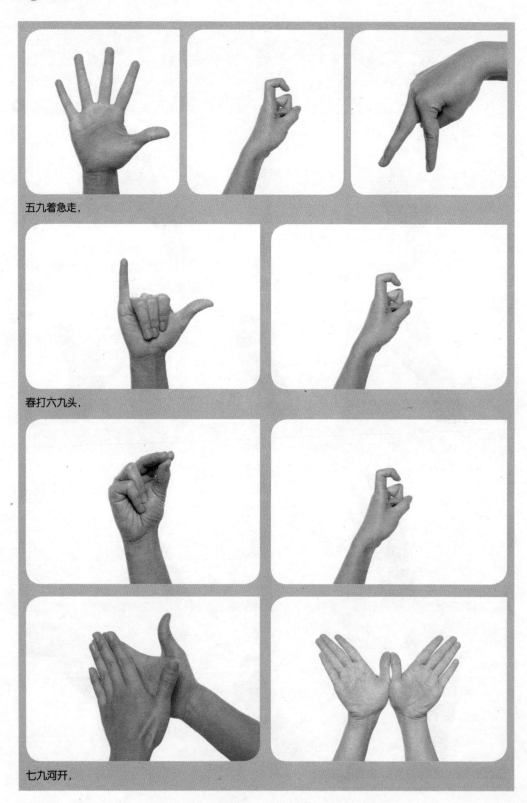

五九着急走，

春打六九头，

七九河开，

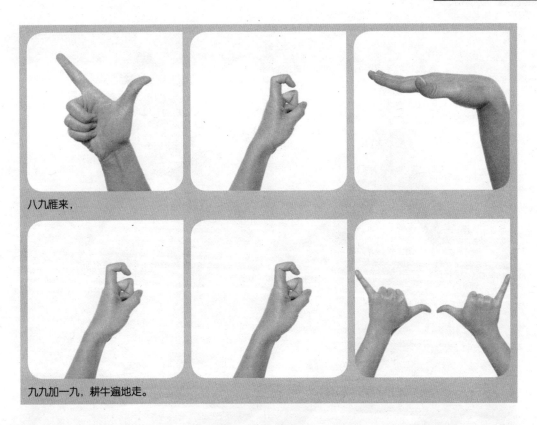

八九雁来，

九九加一九，耕牛遍地走。

手指韵律操

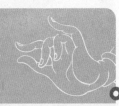

手掌互搓

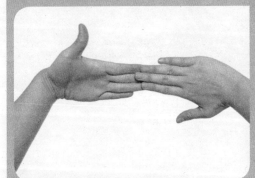

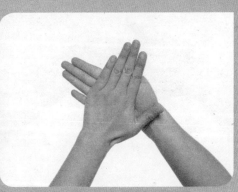

1. 双手五指并拢，指尖处相叠，左手在外，右手在内。

2. 双手同时向内推，直到掌心相叠。

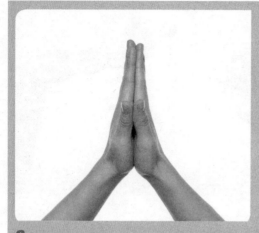

3. 双手同时旋转，直到双手合十。

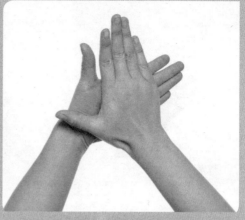

4. 双手再次旋转，左手在内，右手在外。

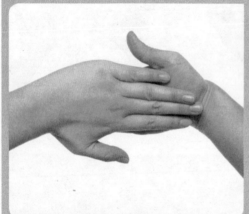

5. 如图，双手横向相对，掌心和手指相贴。

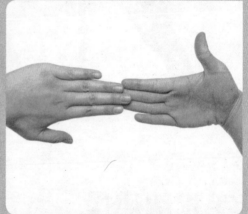

6. 双手同时向外拉，直到指尖相叠。

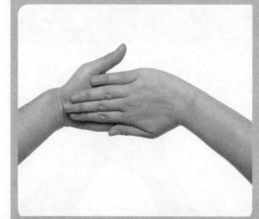

7. 最后，双手姿势不变，位置互换，左手在外，右手在内。

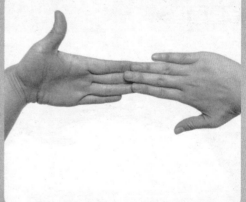

8. 双手同时向内推。来回做几次。

手掌互拍

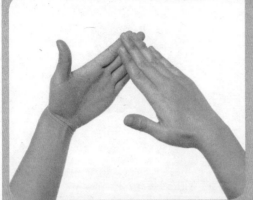

1. 双手手指并拢伸直，左手在下，右手在上。

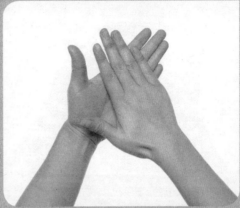

2. 右手拍左手掌 2 下。

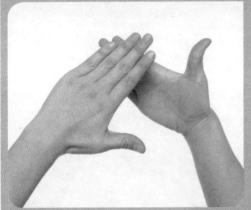

3. 左右手交换位置，左手在上，右手在下。

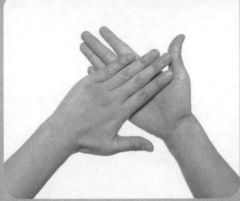

4. 左手拍右手手掌 2 下。

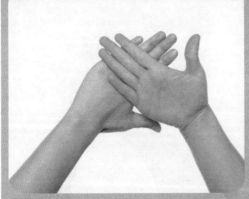

5. 左右手同时翻转，手背相对，左手手背在下，右手手背在上。

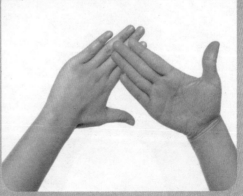

6. 右手手背拍左手手背 2 下。

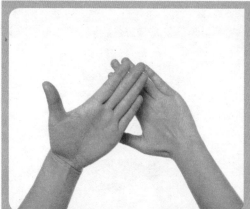

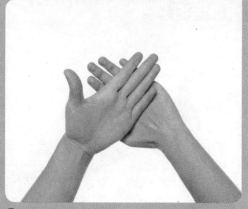

7. 左右手交换位置，左手在上，右手在下。

8. 左手手背拍右手手背 2 下。

拳掌互拍

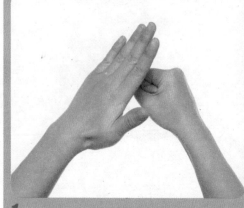

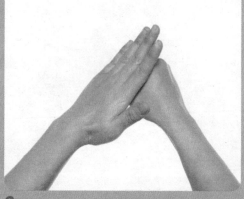

1. 右手握拳，在下，左手手指并拢伸直，在上。

2. 左手拍右手 2 下。

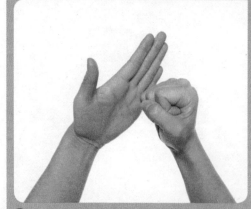

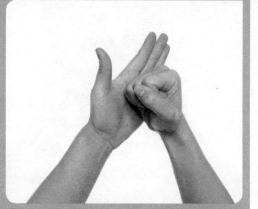

3. 双手交换位置，左手在下，掌心朝上，右手在上。

4. 右手拍左手 2 下。

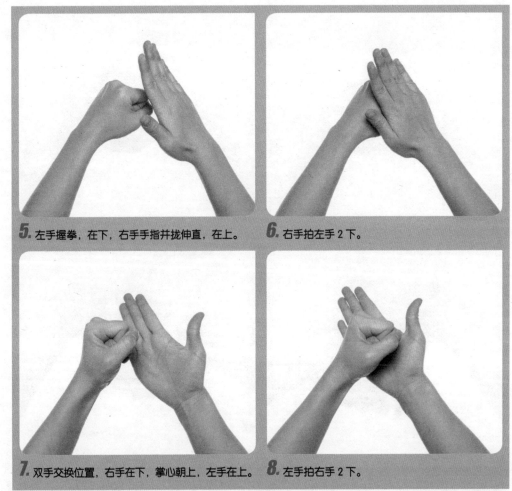

5. 左手握拳，在下，右手手指并拢伸直，在上。

6. 右手拍左手 2 下。

7. 双手交换位置，右手在下，掌心朝上，左手在上。

8. 左手拍右手 2 下。

手指互握

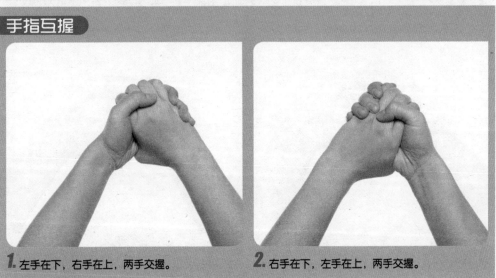

1. 左手在下，右手在上，两手交握。

2. 右手在下，左手在上，两手交握。

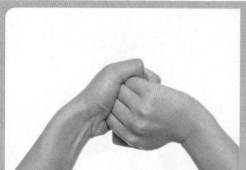

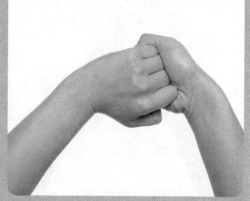

3. 左手在下，右手在上，两手手指交握。

4. 右手在下，左手在上，两手手指交握。

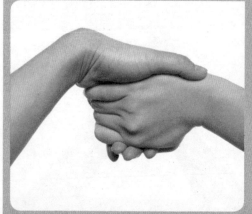

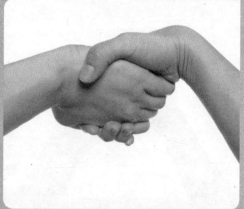

5. 双手同时向内旋转，左手在下，右手在上，两手手指交握。

6. 双手同时向内旋转，右手在下，左手在上，两手手指交握。

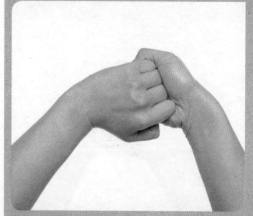

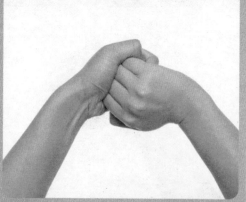

7. 双手同时向内旋转，左手在上，右手在下，两手手指交握。

8. 双手同时向内旋转，左手在下，右手在上，两手手指交握。

手指分合

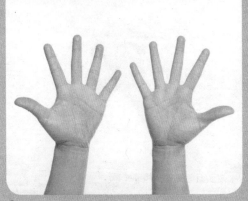

1. 双手掌心朝内，五指用力张开。

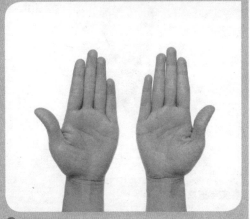

2. 双手五指再用力并拢。

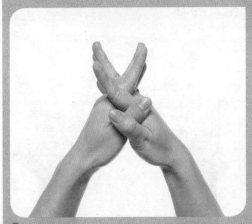

3. 双手五指交叉。

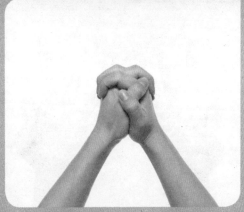

4. 双手五指交叉，相握成拳。

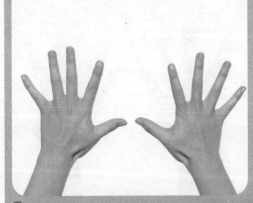

5. 双手掌心朝外，五指用力张开。

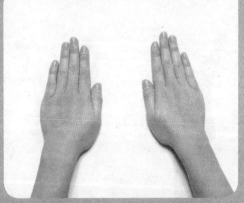

6. 双手五指再用力并拢。

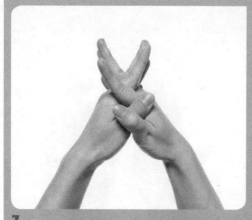

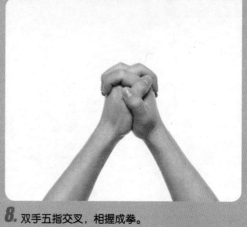

7. 双手五指交叉。

8. 双手五指交叉，相握成拳。

双手弹指运动

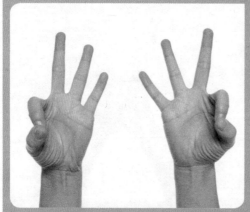

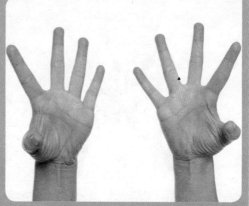

1. 双手掌心朝内，双手拇指分别勾住食指。

2. 用力将食指弹出。用最大力气，弹出声音。

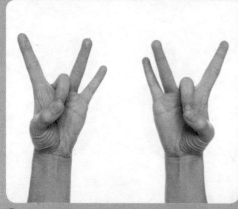

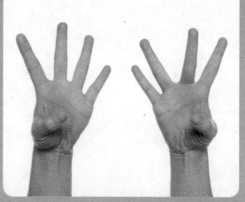

3. 双手掌心朝内，双手拇指分别勾住中指。

4. 用力将中指弹出。用最大力气，弹出声音。

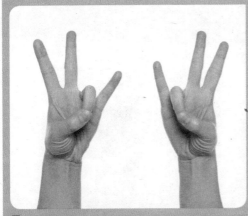

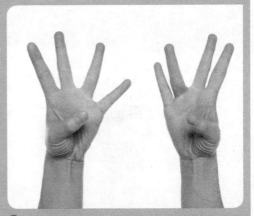

5. 双手掌心朝内，双手拇指分别勾住无名指。

6. 用力将无名指弹出。用最大力气，弹出声音。

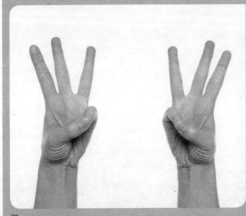

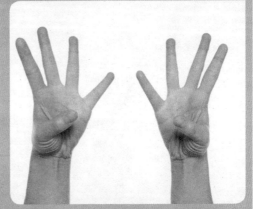

7. 双手掌心朝内，双手拇指分别勾住小指。

8. 用力将小指弹出。用最大力气，弹出声音。

单手弹指运动

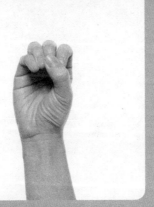

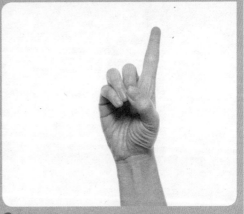

1. 右手四指弯曲，拇指扣在四指上方。

2. 食指弹起，伸直。其他手指不动。

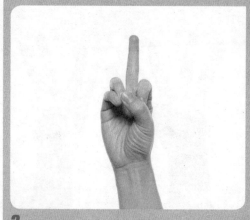

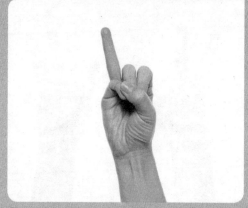

3. 食指回到原位，中指向上弹起。

4. 中指回到原位，无名指向上弹起。

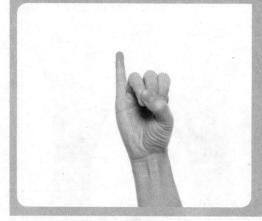

5. 无名指回到原位，小指向上弹起。再回到原位，如此反复进行5　6次，换另一只手重复以上动作。

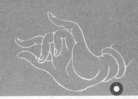
手部生物全息图

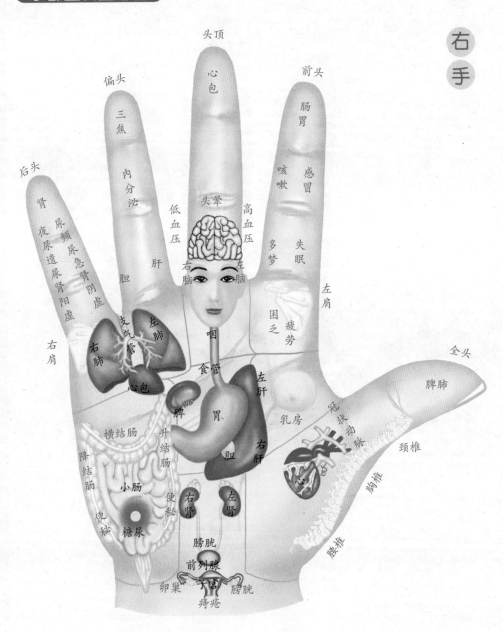

右手

头顶
偏头
前头
心包
肠胃
三焦
咳嗽 感冒
后头
内分泌
失眠
肾 尿频 尿急 肾阴虚
低血压
头晕 高血压
多梦
夜尿 遗尿 肾阳虚
肝
右脑 左脑
困乏 疲劳
左肩
胆
右肩
咽
左肩
支气管 左肺
右肺
食管
左肝
全头
心包
乳房
脾肺
脾
胃 胆
右肝
冠状动脉
颈椎
横结肠
升结肠
右胆
心
降结肠
小肠
右肾 左肾
便秘
胸椎
便秘
糖尿
膀胱
腰椎
前列腺
卵巢 子宫 膀胱
痔疮

187

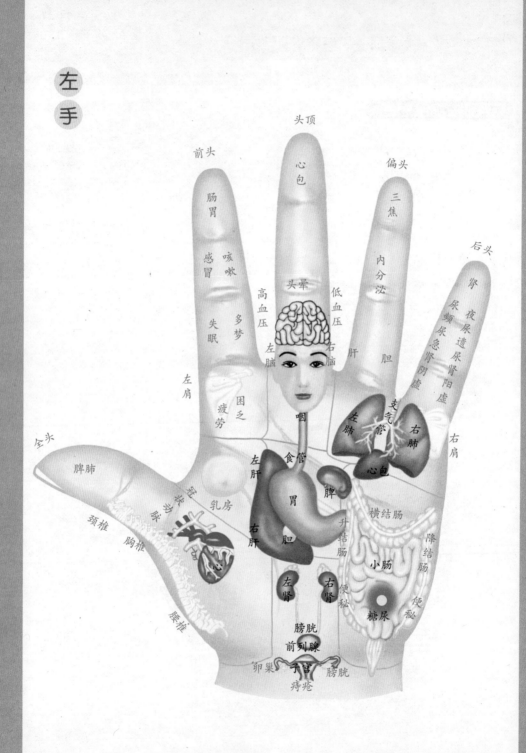

手掌反射区示意图

右手掌

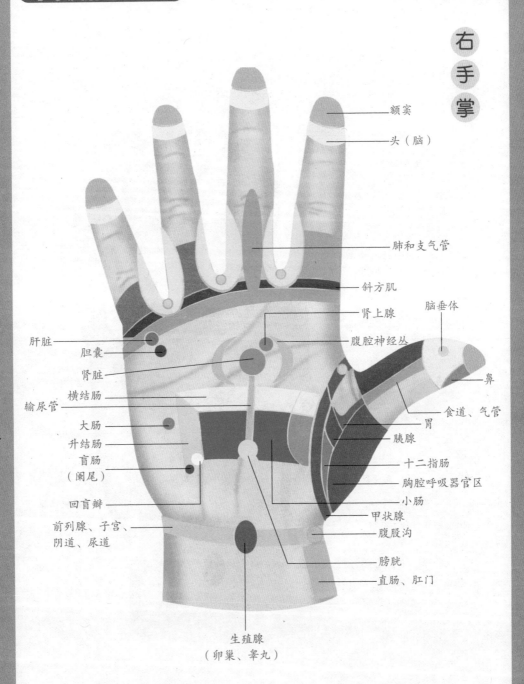

额窦
头（脑）
肺和支气管
斜方肌
脑垂体
肾上腺
腹腔神经丛
鼻
肝脏
胆囊
肾脏
食道、气管
胃
胰腺
十二指肠
胸腔呼吸器官区
小肠
甲状腺
腹股沟
膀胱
直肠、肛门
输尿管
横结肠
大肠
升结肠
盲肠
（阑尾）
回盲瓣
前列腺、子宫、
阴道、尿道
生殖腺
（卵巢、睾丸）

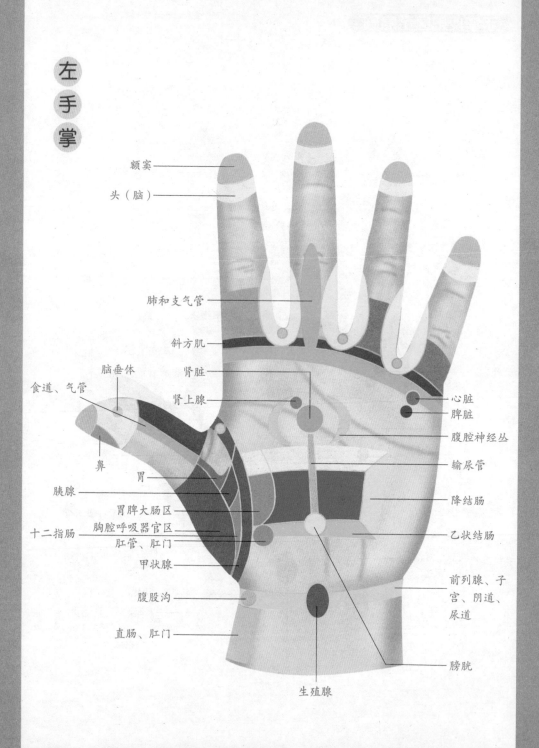

左手掌

额窦
头（脑）
肺和支气管
斜方肌
脑垂体
食道、气管
肾脏
肾上腺
鼻
胃
胰腺
胃脾大肠区
十二指肠
胸腔呼吸器官区
肛管、肛门
甲状腺
腹股沟
直肠、肛门
生殖腺
心脏
脾脏
腹腔神经丛
输尿管
降结肠
乙状结肠
前列腺、子宫、阴道、尿道
膀胱

手背反射区示意图

左手背

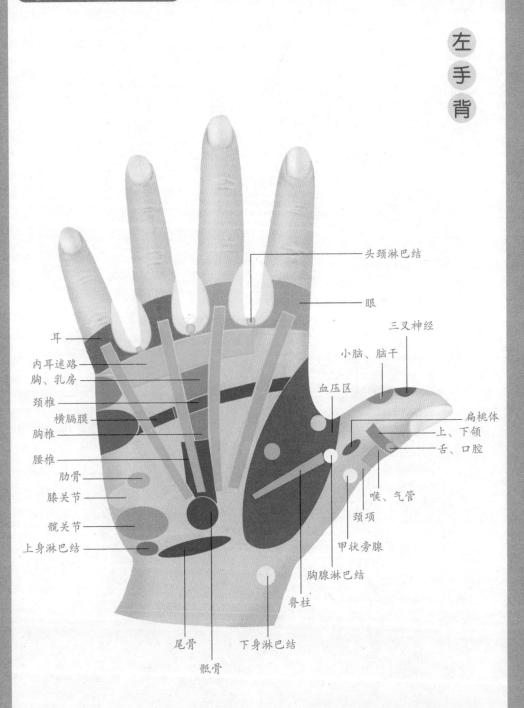

头颈淋巴结

眼

三叉神经

小脑、脑干

血压区

耳

内耳迷路

胸、乳房

颈椎

横膈膜

胸椎

腰椎

肋骨

膝关节

髋关节

上身淋巴结

扁桃体

上、下颌

舌、口腔

喉、气管

颈项

甲状旁腺

胸腺淋巴结

脊柱

尾骨

下身淋巴结

骶骨

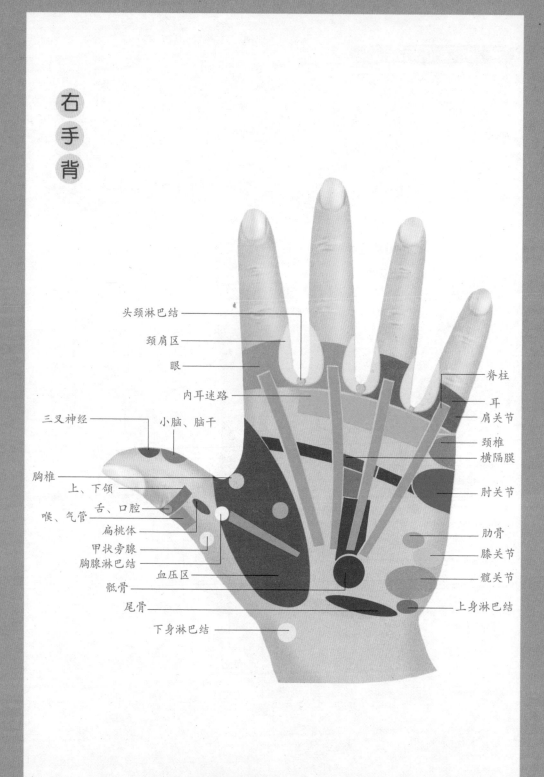

右手背

头颈淋巴结
颈肩区
眼
内耳迷路
三叉神经　　小脑、脑干
胸椎
上、下颌
喉、气管　　舌、口腔
扁桃体
甲状旁腺
胸腺淋巴结
血压区
骶骨
尾骨
下身淋巴结

脊柱
耳
肩关节
颈椎
横隔膜
肘关节
肋骨
膝关节
髋关节
上身淋巴结

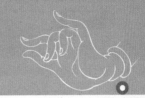

太渊

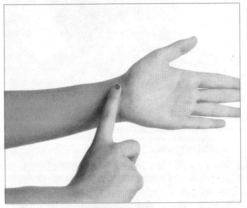

位置： 手腕内侧，靠近大拇指指侧，动脉搏动处。找穴时掌心向上，腕横纹外侧摸到桡动脉，其外侧即是。

功效： 常按可祛风化痰，理肺止咳，通经活络。对咳嗽，胸背痛，脉管炎，手腕疼痛，鼻塞，咽喉肿痛，胃酸，闭经等症有治疗效果。

鱼际

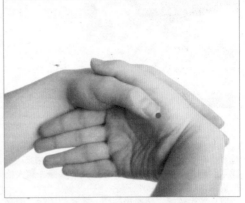

位置： 在手外侧，位于第1掌骨中点桡侧，赤白肉际处。找穴时一只手轻握另一只手手背，大拇指指尖垂直下按第1掌骨中点肉际处即是。

功效： 坚持按摩，能增强肺功能，改善体质，提高免疫力。对咳嗽，咯血，哮喘，咽干，咽喉肿痛，胃出血，咽喉炎，汗不出，肺炎等症有治疗效果。

少商

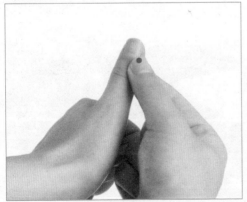

位置： 在手指，大拇指末节桡侧，距指甲根角侧旁开约0.1寸。找穴时将大拇指伸直，用另一只手大拇指弯曲掐按该手大拇指甲角边缘处即是。

功效： 按摩该穴，能清热，利咽，开窍。对咳嗽，喉痹，肺炎，扁桃体炎，流行性感冒，小儿惊风，呃逆，高脂血症等症有治疗效果。

商阳

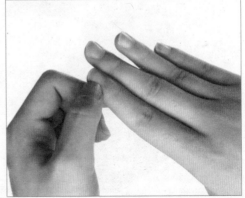

位置： 在食指末节桡侧缘，靠近大拇指一侧，距指甲根角侧上方0.1寸。找穴时右手掌背朝上，屈曲左手大拇指，以指甲尖垂直掐按靠大拇指指侧的食指指甲角，右指甲处即是。

功效： 常按可清热解表，利咽醒脑，理肺止咳。对牙痛，咽喉肿痛，热病，昏迷，胸闷，哮喘，咳嗽，腮腺炎，口腔炎等症有治疗效果。

二间

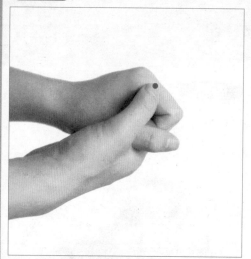

位置：在手指，第2掌指关节桡侧远端赤白肉际处。找穴时自然弯曲食指，第2掌指关节前缘，靠大拇指指侧，触之有凹陷处。

功效：坚持按摩，可清热利咽，增强肺功能，提高免疫力。对鼻出血，咽喉肿痛，热病，牙痛，下牙痛，颌肿等症有治疗效果。

三间

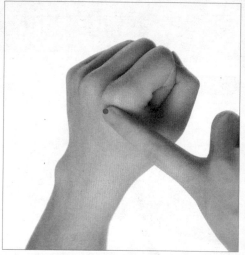

位置：在手指，第2掌指关节桡侧近端凹陷处。找穴时微握拳，第2掌指关节后缘，触之有凹陷处。

功效：按摩该穴，能泄热止痛，利咽平端。对牙痛，咽喉肿痛，腹胀，肠鸣，身热胸闷，眼痛，手部红肿疼痛等症有治疗效果。

合谷

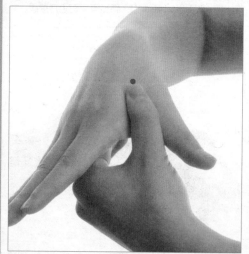

位置：在手背，第2掌骨桡侧的中点。找穴时右手拇指、食指张开呈90°，以左手拇指尖关节横纹压在右手虎口上，指尖到处即是。

功效：常按该穴，能疏风解表，行血活气，通络镇痛。对头痛，牙痛，目赤肿痛，发热，感冒，三叉神经痛，咽喉肿痛，腕关节痛等症有治疗效果。

阳溪

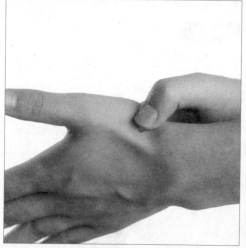

位置：在腕区，腕背横纹桡侧，大拇指上翘时，拇短伸肌腱与拇长伸肌腱之间的凹陷中处即是。找穴时手掌侧放，大拇指伸直向上翘起，手腕背侧桡侧有一凹陷处。

功效：它是医治人体头面部疾病的重要穴位，可平肝潜阳，清热散风。对头痛，咽喉肿痛，目赤肿痛，牙痛，耳鸣，烟瘾发作，手腕疼痛等症有治疗效果。

少府

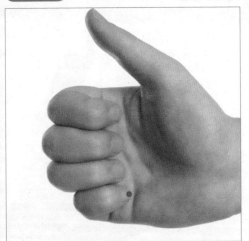

位置：在手掌，第4、第5掌骨之间，横平第5掌指关节近端。找穴时半握拳，小指切压掌心第1横纹上，小指尖所指处即是。

功效：心经气血在此聚集，经常按摩，可清心泻火、养心安神。对胸痛，疝气，心悸，冠心病，外阴瘙痒疼痛，牙齿疼痛，子宫脱垂等症有治疗效果。

前谷

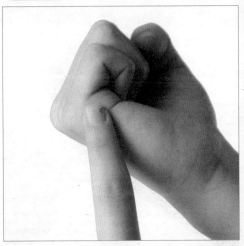

位置：在手指，第5掌指关节尺侧远端赤白肉际凹陷中处即是。找穴时握拳，小指掌指关节前有一皮肤皱襞突起，其尖端处即是。

功效：坚持按摩，可清热消肿，安神定志，通络止痛。对头痛，咽喉肿痛，口疮，头项急痛，臂痛不得举，腮腺炎，乳腺炎等症有治疗效果。

少泽

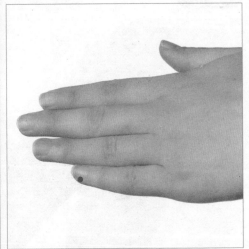

位置：在手指，小指末节尺侧，即小指指甲根部的外侧，距指甲根角侧上方0.1寸。找穴时伸小指，沿指甲底部与指尺侧引线，交点处即是。

功效：按摩该穴，能清热利咽，通乳开窍，明目退翳，是女性保健的重要穴位。对头痛，发热，眼睛干涩充血，中风昏迷，耳鸣，耳聋，乳腺炎等症有治疗效果。

后溪

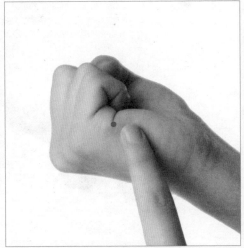

位置：在手内侧，第5掌指关节尺侧近端赤白肉际凹陷中处即是。找穴时握拳，小指掌指关节后有一皮肤皱襞突起，其尖端处即是。

功效：按摩该穴，有清心安神，祛风止痉，镇肝止痛。对头项强痛，颈项不得回顾，颈肩部疼痛，肘臂小指拘急疼痛，腰扭伤等症有治疗效果。

腕骨

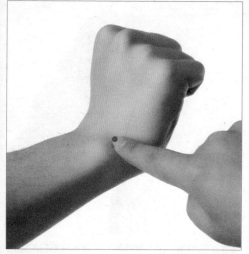

位置：在腕区，第5掌骨基底与三角骨之间的赤白肉际凹陷中。找穴时微握拳，掌心向下，由后溪穴向腕部推，摸到两骨结合凹陷处是。

功效：经常按摩，可理气止痛，除湿降浊，祛风止痉。对黄疸，汗不出，前臂痛，头痛，耳鸣，颊颌肿痛，口腔炎，指挛等症有治疗效果。

劳宫

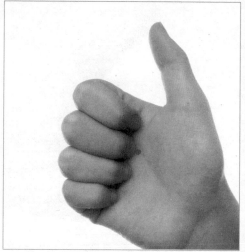

位置：在手掌心，第2、第3掌骨之间偏于第三掌骨。找穴时手握拳，中指指尖压在掌心的第一横纹处即是。

功效：坚持按摩，能够涤痰开窍，和胃降逆，它是治疗心脏疾病的主要穴位之一。对黄疸，口臭，疲劳，情绪烦躁，缓解压力，心前区闷痛，胃痛，便血等症有治疗效果。

中冲

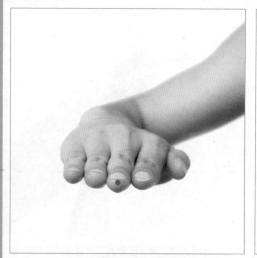

位置：手中指指尖中央，距离指甲游离缘0.1寸处。找穴时微曲指，在中指末端最高点取穴处即是。

功效：按摩该穴，可苏厥开窍，清心泄热，醒神通络。对心痛，心悸，中风，中暑，昏迷，晕车，耳聋，小儿惊风，高血压，脑出血症有治疗效果。

关冲

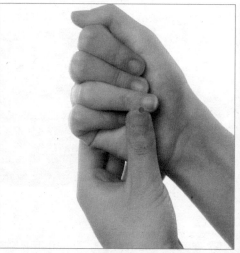

位置：在手指，无名指尺侧，距指甲根角侧上方0.1寸，在指甲根部，靠近小指的一侧。找穴时沿无名指指甲底部与侧缘引线的交点处即是。

功效：经常按摩，可清肝泻火，通络止痛。对眩晕，咽喉肿痛，慢性咽炎，耳聋，耳鸣，发热，头痛，疟疾，晕车等症有治疗效果。

液门

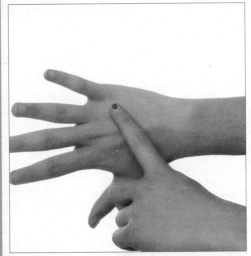

位置：在手背，第4、第5指间，指蹼缘后方赤白肉际凹陷中。找穴时抬臂俯掌，手背部第4、第5指指缝间掌指关节前可触及一凹陷处即是。

功效：经常按摩，可清肝泻火，豁痰开窍，通络止痛。对手背红肿，五指拘挛，腕部无力，口干，咽痛，热病汗不出，疟疾等症有治疗效果。

中渚

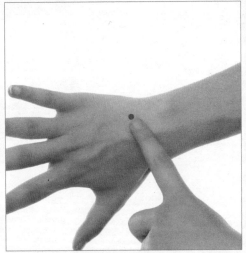

位置：在手背，第4、第5掌骨之间，第4掌指关节近端凹陷处。找穴时抬臂俯掌，手背部第4、第5指指缝间掌指关节后可触及一凹陷处即是。

功效：坚持按摩，能开窍、舒筋、止痛。对眩晕，耳聋，耳鸣，热病汗不出，咽喉肿痛，颈项疼痛，肋间神经痛等症有治疗效果。

阳池

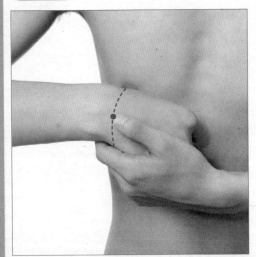

位置：在腕后区，腕背侧远端横纹上，指总伸肌腱的尺侧凹陷中。找穴时抬臂垂腕，背面，由第4掌骨向上推至腕关节横纹，可触及凹陷处即是。

功效：长期按摩，可清热消肿，通经活络，补益阳气。对手腕挫伤，腕关节损伤、红肿，前臂及肘部疼痛，糖尿病，疟疾，腹痛等症有治疗效果。

少冲

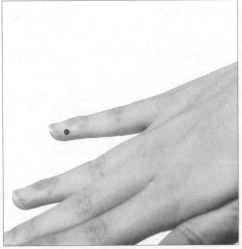

位置：在手指，小指末节桡侧，距指甲根角侧上方0.1寸，小指指甲根部的内侧，靠近无名指一侧。找穴时伸小指，沿指甲底部与指桡侧引线交点处即是。

功效：经常按摩，可开窍醒脑，祛风止痉。是休克时的急救穴。对心悸，心痛，癫狂，情绪低落，肋间神经痛，中风昏迷，烦满，疝气等症有治疗效果。